ACTIVE LEARNING & NURSING EDUCATION

アクティブ・ラーニング時代の看護教育

積極性と主体性を育てる授業づくり

新井英靖 [編著]

ミネルヴァ書房

#　はじめに

　21世紀に入り，社会が大きく変動する中で，教育方法もめまぐるしく変化してきました。看護教育に限らず，大学や専門学校では，キャリア教育，パフォーマンス評価，社会人基礎力など，新しい教育実践の方法が次々と紹介されては，学生を指導する現場において，その実践開発が求められてきました。こうした教育改革はとどまることを知らず，今度は，アクティブ・ラーニングの時代だと言われています。

　たしかに，現代の学生の特徴をみると，講義形式の一斉指導では十分に理解できない学生が増え，実践現場で知識を活用できずに困惑している様子が多くみられるようになってきました。そうした意味では，20世紀的な学びの方法から抜け出し，新しい教育方法を採り入れる時期にきているのかもしれません。単に流行を追いかけて授業を展開するというのではなく，21世紀になってからの教育改革は，これまでの実践を根底から刷新することを求めているようにも感じられます。

　しかし，その一方で，アクティブ・ラーニングという方法は，本当に今の時代に登場したものなのだろうかという思いを抱くこともあります。アクティブ・ラーニングで求められている「議論し合い，思考を深めていく授業」は20世紀にも行われていました。もちろん，20世紀においては，「アクティブ・ラーニング」という言葉は用いられていませんでしたが，魅力的な学習課題に没入し，みんなで意見を出し合って，問題を解決するといった教育実践はあったはずです。

　このように，教育というものは，不易と流行が常に折り重なりあいながら，少しずつ変化していくものです。本書は，こうした不易と流行をトータルに論じながら，今後の看護教育実践の方向性を指し示すことができないかと思い，執筆したものです。本書では，具体的な看護教育の実践をたくさん紹介しながら，それらを教育学的に理論づけることで，すでに取り組まれている先駆的な取り組みを価値づけ，新しい時代の教育実践の方法を具現化したいと考えました。

　そのため，本書では，単なる授業実践の紹介にとどまらず，アクティブ・ラーニングの原理やアクティブ・ラーニングを支える学級づくりなどについても取り上げ，幅広く論じています。また，看護教育においても通用する教育学の知見や文献などを注釈することで，実践的に論じた本文に学際的な意味を加えるように構成しました。

　さらに，本書では相模原看護専門学校の先生方から授業実践を紹介していただいています。筆者は相模原看護専門学校で行われている研究授業に数年にわたって参加してきました。筆者が論じるアクティブ・ラーニング時代の看護教育や看護実践能力を育てる教育方法は，この学校の果敢な取り組みに大きく影響を受けており，本書を貫く教育方法の原理となっています。筆者は，こうした理論と実践を架橋するべく学校全体で取り組む研究授

業こそ，看護教員に求められるアクティブ・ラーニングではないかと考えています。

　本書を作成するにあたり，上述した相模原看護専門学校の先生方にはお忙しいなか原稿を寄稿していただきました。また，これまで関わった多くの看護学校の先生方から学ばせていただいたことを随所に掲載させていただきました。この場を借りて，これらすべての先生方にお礼を申し上げるとともに，本書が今後の看護教育の実践開発に寄与することを切に願っています。

　最後になりましたが，本書を編集するにあたり，ミネルヴァ書房・浅井久仁人さんには大変お世話になりました。重ねてお礼申し上げます。

新井英靖

アクティブ・ラーニング時代の看護教育　目　次

はじめに

第1章　学習者主体の授業づくりの方法

1　主体的な学びを創り出すカリキュラムづくり……………………………………2
2　アクティブ・ラーニングを通して「コンピテンシー」を育てる……………………4
3　「アクティブ・ラーニング」の授業を設計する……………………………………7
4　学習内容のエッセンスをとらえる…………………………………………………10

看護学校の実践紹介
　看護学概論「看護であるもの，看護でないもの」【1年生前期】………………12

第2章　アクティブ・ラーニングにつながる教材開発

1　新しい学習理論を取り入れた教育実践……………………………………………18
2　学習意欲を喚起する教材を開発する………………………………………………20
3　学問的興味を喚起する教材開発の方法……………………………………………22

看護学校の実践紹介
　成人看護学「回復期にある人の障害受容と看護」【2年生後期】……………24

第3章　話し合いを通して思考を深める授業展開

1　「ゆさぶり」と「足場」をかける……………………………………………………36
2　授業をドラマチックに展開する……………………………………………………38
3　教材開発とICTの活用………………………………………………………………41

看護学校の実践紹介
　母性看護学「災害時の妊婦への支援」……………………………………………43

第4章　学生がアクティブに学ぶための教員の指導技術

1　教材世界に誘い込む「導入」の工夫………………………………………………54
2　「想像力」と結びつく「問い」をたてる……………………………………………56
3　学習者の意見をひろい，つなぐ……………………………………………………58
4　課題解決過程を「見える化」する…………………………………………………60

看護学校の実践紹介
　精神看護学「ケアの原則」【1年生後期】…………………………………………62

第5章　グループワークを通して実践力を身につける

1　技術はどのようにして習得できるのか？ ……………………………………………… 70
2　「演習」を通して現場を想像する力を育てる ………………………………………… 73
3　リフレクションを通して多角的なものの見方・考え方を学ぶ …………………… 75
4　アクティブ・ラーニングを支える学習観の転換 …………………………………… 78

看護学校の実践紹介
　基礎看護学（演習）日常生活の援助技術「自分の身体を知ろう」【1年生前期】 ……… 80

第6章　PBLを通して「深く学ぶ」

1　PBLを通して何を学ぶのか？ ………………………………………………………… 94
2　PBLのテーマ設定と指導方法 ………………………………………………………… 96
3　「深く学ぶ」ための仕掛けをつくる …………………………………………………… 98
4　PBLをうまく進めていけない学生への指導方法 …………………………………… 100

第7章　アクティブ・ラーニング時代の評価方法①
——知識・理解を評価する方法——

1　試験で何を評価するのか？ …………………………………………………………… 104
2　「文章で説明する力」を評価する ……………………………………………………… 106
3　「話し言葉で説明する力」を評価する ………………………………………………… 108
4　アクティブ・ラーニングにつながるレポート課題 ………………………………… 110

第8章　アクティブ・ラーニング時代の評価方法②
——看護実践能力を評価する方法——

1　技術の習得レベルを評価する方法 …………………………………………………… 114
2　実習で学んだことを評価する方法 …………………………………………………… 118
3　意欲は評価できるのか？ ……………………………………………………………… 122

第9章　アクティブ・ラーニングを支える学級づくり

1　「学級開き」を通してクラスの雰囲気をつくる ……………………………………… 126
2　特別活動を通した学級集団づくり …………………………………………………… 128
3　教員の指導姿勢と学級づくり ………………………………………………………… 131

第10章 社会性を育てる学生指導とキャリア形成

1　社会人としてのマナーや態度を育てる ……………………………………………………… 138
2　「模範」を示して「雰囲気」を醸成する ……………………………………………………… 140
3　学生を「叱る」ときに留意すること ………………………………………………………… 142
4　辛くなったときの自分との向き合い方を指導する ………………………………………… 145
5　学生指導を通して看護教員が成長する ……………………………………………………… 148

索　引

コラム
　専門用語をわかりやすく伝えるには？…51
　課題解決の方法を学ぶ…102
　心理的に不安定な学生に対する指導…135

第1章
学習者主体の授業づくりの方法

1　主体的な学びを創り出すカリキュラムづくり
2　アクティブ・ラーニングを通して「コンピテンシー」を育てる
3　「アクティブ・ラーニング」の授業を設計する
4　学習内容のエッセンスをとらえる
看護学校の実践紹介　看護学概論「看護であるもの，看護でないもの」【1年生前期】

1　主体的な学びを創り出すカリキュラムづくり

(1) 教育課程とはなにか？

　学校には学習者をどのように育てたいのかという明確な目的がある。それは，看護専門学校や大学といった高等教育機関であっても同じである。たとえば，現代の看護師を養成する学校には，「確かな知識とスキルを身に付けた看護師を育てる」ことや，「質の高い看護実践能力を身に付けた看護師を育てる」といった目的があるという点について異論を唱える人はいないであろう。

　こうした目的を達成するための教育計画を「教育課程」と呼ぶ。小学校や中学校の教育でいえば，「人格の完成（心身の調和的発達）」といった目的を達成するために，国語や算数などの「各教科」や「道徳」に加えて，運動会や修学旅行・遠足などの「特別活動」，自ら関心のあるテーマを調べて発表したりする「総合的な学習の時間」などの教育プログラムが用意されているが，これらの総体が教育課程である。小・中学校では，そのプログラムを子どもの発達に即して配列し，教育を行っていくことで，子どもの身体面や知的・情緒的・社会的側面が総合的に成長していくことをねらっている。

　同じように看護師を養成するための教育課程でも，看護師養成の目的をふまえ，「基礎看護学」や「専門科目（専門基礎科目・専門看護学）」「統合科目」「実習」などが用意されている。そして，こうした教育の計画は，シラバスや時間割などに反映され，どの学校のどのクラスにおいても，基本的に同様の授業が受けられるようにシステム化されている。

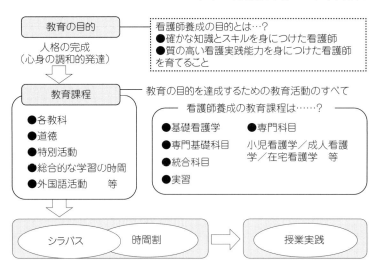

図1.1　教育課程とは

(2) 学習者の学びの過程＝カリキュラムをつくりだす

　21世紀になり，アクティブ・ラーニングが重要視される時代になっても，こうした教育計画の重要性は薄れるものではない。むしろ，授業で身に付けた「知識・技能」を社会的能力として発揮させることができるように単元[注1]を考える必要があるという点では，教育計画の総体である教育課程を緻密に編成することはいっそう重要なものとなるだろう。

　ただし，21世紀の教育では「教育の目的」⇒「教育計画（シラバス／時間割）」⇒「授業実践」といった一方向的な流れで指導するべきものではないと考えられている。そうではなく，もっと学習者が能動的（主体的）に授業に参加し，自らの知識や技能を活用できるような授業を計画することが求められるようになった。そのため，従来のように，教育課程を履修すればすべての学生が一律に教育の目的を達成できると考えることはできない。

　こうした教育が求められるようになったのは時代の変化が大きく関係している。すなわち，高度に情報化された現代社会においては，たくさんの知識を保有し，それを素早く，正確に引き出すことはもっぱらコンピューターの仕事となっている。その一方で，現代の人間に求められることは，看護師で言えば，コンピューターの情報を活用しながら，変化する患者の身体的・心理的状態をとらえて，患者や家族と関係を築き，適切なケアを提供していくことができる実践力である。

　以上のような理由から，21世紀には「知識を習得し，理解すること」にとどまらず，知識やスキルを「活用・応用」[注2]する力が求められる。そのため，看護師養成の学校でも，昨今，活用力や応用力を育てるべく新しい学習方法を取り入れることが求められている。この代表的な教育方法がアクティブ・ラーニングである。

　本書では，現代の看護師に求められる能力を育てるために，どのようなアクティブ・ラーニングを展開することが必要であるかという点を中心に論じるものである。このとき，今後の看護教育に求められる教育学および教育方法学に関する理論と実践を紹介しながら，学生がアクティブに学ぶための「授業づくり（評価を含む）」「学級づくり」「学生指導」の方法について検討したい。

注1）「単元」とは学習のひとつのまとまりを指す。

注2）日本全国で実施されている全国学力状況調査においても，単なる「情報の取出し」を問う問題（A問題）ばかりでなく，「熟考・評価（活用型学力）」が求められる問題（B問題）が出題されるようになった。

2 アクティブ・ラーニングを通して「コンピテンシー」を育てる

(1) 21世紀の学力＝コンピテンシーとは？

　21世紀は，単なる知識や技術の獲得ではなく，それを活用し，応用する力を獲得していくことが重要であると考えられている。こうした学力を「コンピテンシー」と呼ぶ。この概念はOECDが「コンピテンシーの定義と選択」（DeSeCo）という報告を出したことをきっかけに，世界中に広まった。日本において学力低下問題が再燃したのは，この考え方をもとにして行われた国際学力調査（PISA調査）の得点が国際的にみて低かったことが発端である。

　コンピテンシーの具体的な内容は以下のとおりである[注1]。

> ① 社会・文化的，技術的ツールを相互作用的に活用する能力（個人と社会との相互関係）
> ② 多様な社会グループにおける人間関係形成能力（自己と他者との相互関係）
> ③ 自律的に行動する能力（個人の自律性と主体性）
> 　この3つのキー・コンピテンシーの枠組みの中心にあるのは，個人が深く考え，行動することの必要性。深く考えることには，目前の状況に対して特定の定式や方法を反復継続的に当てはめることができる力だけではなく，変化に対応する力，経験から学ぶ力，批判的な立場で考え，行動する力が含まれる。その背景には，「変化」「複雑性」「相互依存」に特徴付けられる世界への対応の必要性。

　どのような職種・職場でも，「最近の学生は人と関係を築くことが苦手である」ということをよく耳にする。看護教育においても「自ら，主体的に，考える看護師」を育てる必要性が強く意識されるようになってきたが，こうした専門職業人を育てるためには，コンピテンシーの考え方を基盤にした指導を展開することが必要であると考える。

　ここで検討しなければならないことは，どのような授業を展開すればコンピテンシーが育つのかという点である。これは，知識や技術を活用したり，人間関係を形成したり，主体的に行動できるように，「繰り返し学習する」ことだけでなく，相互作用的に学習することが求められる時代となったことを意味している。そのため，「変化する状況」の中で，あるいは「さまざまな経験」を通して自分の行動を決めていくことができる力を授業の中で指導していくことが求められている。

注1）キー・コンピテンシーの定義については，以下のHPを参照した（アクセス日：2016年2月22日）http://www.mext.go.jp/b_menu/shingi/chukyo/chukyo3/016/siryo/06092005/002/001.htm
　また，OECDのキー・コンピテンシーについては，Rychen, D. S. and Salganik, L. H., 2003, *Key Competencies for a Successful Life and a Well-Functioning Society.*（邦訳：立田慶裕（2006）『キー・コンピテンシー　国際標準の学力をめざして』．明石書店．）などを参照。

(2) 社会人基礎力を育てる教育の実践課題

　以上のような人間関係力やコミュニケーション能力は，社会人に求められる基礎的能力としても取り上げられている。経済産業省は，こうした能力を「社会人基礎力」[注2]としてまとめ，以下のような諸能力を身につけることが重要であると指摘している。近年，看護の分野でも社会人基礎力を育てることを目的とした教育が行われ始めている[注3]。

図1.2　社会人基礎力
出所：経済産業省 HP より。

　たとえば，病院で働く看護師は，日々，さまざまな患者と向き合っている。そうした実践の中では，看護の知識があれば解決できるものばかりでなく，時には答えのない問いにぶつかり，チームで解決することが必要な問題もある。こうした実践力を支えるものが「コンピテンシー」であるが，この力は実践的な課題を与えて「考えなさい」と問いかければ育つものではない。

　コンピテンシーに関する研究では，「キー・コンピテンシーの掲げる諸価値はあまりに多岐にわたり，そうした価値にもとづく要求がどのような『実践』として具体化されるのかはほとんど明らかにされていない」と指摘されている。そして，こうした課題を乗り越えるためには，キー・コンピテンシーの諸価値の間に存在する緊張関係（自律と連帯，多様性と普遍性など）をふまえ，差異や矛盾に対処できるように実践を展開することが必要であると指摘されている[注4]。

　つまり，キー・コンピテンシーに掲げられている能力・要素を直接的に教えるのではなく，矛盾や葛藤の中で考える教育を行うことが求められている。

注2）経済産業省は社会人基礎力について，読み，書き，算数，基本ITスキル等の「基礎学力」と，仕事に必要な知識や資格等の「専門知識」をもつだけでなく，こうした学力や知識（スキル）をうまく活用し，「多様な人々とともに仕事を行っていく上で必要な基礎的な能力」ととらえている。

注3）箕浦とき子・高橋恵編（2012）『看護職としての社会人基礎力の育て方　専門性の発揮を支える3つの能力・12の能力要素』日本看護協会出版会．など。

注4）松下佳代（2010）「〈新しい能力〉概念と教育」．松下佳代編著『〈新しい能力〉は教育を変えるか　学力・リテラシー・コンピテンシー』．ミネルヴァ書房．pp. 1-41．を参照した。

(3) コンピテンシーを育てるアクティブ・ラーニング

　看護学生に限らず，「現代の若者」が従来の（社会的な）常識から外れる行動をすることがあるということは，さまざまなところで報告されている。筆者のまわりでも，実習日誌に「〇〇さん，最高！」と書くなど，プライベートな日記と区別できていない学生がいるという話はよく聞く話である。また，体調不良で実習を休みますという学生に対して，指導者が「具合が悪いならちゃんと病院に行って薬をもらってくるのよ」と伝えたら，「病院に行くほどではありません」と学生に返答されたという話も聞いたことがある。

　こうした指導者と学生の間の「常識のずれ」のようなものは，看護の現場においても散見される。たとえば，食事を患者に提供する際に，患者から見えるところに尿瓶が置かれていて，それを片付けようともせず，「食事をどうぞ」と言われたので患者が嫌な思いをしたという話を看護学校の先生から聞いたことがある。

　このような最近の学生の振る舞いを「社会性がない」として一蹴し，「どうしてわからないの！」と叱責するだけでは学生の行動は改善しないことが多い。なぜなら，これは「常識のずれ」の問題であるので，「こうしなさい」と具体的かつ直接的に指導すれば改善するものではないからである。そうではなく，大人（教員）の考え方と学生の捉え方の間にある「ずれ」を明確にして，その「ずれ」を埋めるにはどうすれば良いかを検討することが看護教育で求められているのだと考える（図1.3参照）[注5]。

注5) 社会性を育てる学生指導の方法については，第10章に詳述している。

　以上のように，コンピテンシーや社会人基礎力が求められる現代においては，教員が一方的に「教える」教育から抜け出さなければならないと考えられている。すなわち，他者と話し合い，自ら考えることによって，それまでの考え方や行動を改善していけるように，相互作用的に学習する。これが，21世紀の学習方法，能動的な学び＝アクティブ・ラーニングであり，近年大学や専門学校の授業改善のキーワードの一つとなっている。

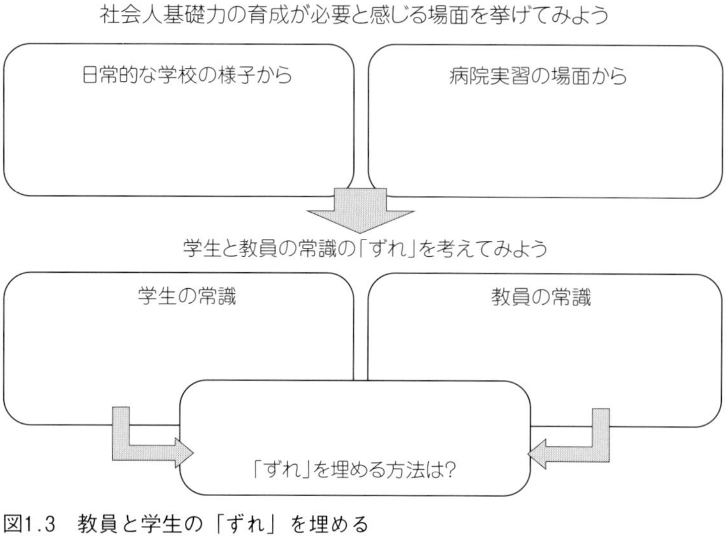

図1.3　教員と学生の「ずれ」を埋める

3 「アクティブ・ラーニング」の授業を設計する

(1) 能動的・活動的な学習の必要性

21世紀の学力であるキー・コンピテンシーや社会人基礎力を育てるアクティブ・ラーニングは，次のように定義されている[注1]。

> 教員による一方向的な講義形式の教育とは異なり，学修者の能動的な学修への参加を取り入れた教授・学習法の総称。学修者が能動的に学修することによって，認知的，倫理的，社会的能力，教養，知識，経験を含めた汎用的能力の育成を図る。発見学習，問題解決学習，体験学習，調査学習等が含まれるが，教室内でのグループ・ディスカッション，ディベート，グループ・ワーク等も有効なアクティブ・ラーニングの方法である。

この定義を参考にすると，現代の教育では，学生が一方的に講義を聞き，理解したことをペーパー試験で問うという学習スタイルから抜け出すことが求められていることがわかる。そうではなく，アクティブ・ラーニング時代の教育では，グループで話し合い，体験し，調べ，わかったことを表現するということが求められている。

現在，小・中学校では，教科書の内容を読んで理解するだけでなく，その題材に関連するテーマで話し合い，グループでポスターを作成して発表するなどの学習活動が多く取り入れられるようになっている[注2]。これは，学習者が興味のある「活動」を授業の中軸にすえることで，教科書の読解も能動的になり，理解が深まるという考え方を基本においた授業方法である。

以上の点をふまえると，看護教育においても，単に教科書を読んで理解するというだけの授業展開ではなく，能動的・活動的な学習となるように授業を設計することが大切となる。たとえば，基礎看護学で学ぶ「食事の意義」に関する学習を例にして考えてみよう。多くの看護学校で，この学習は入学して間もないころに取り上げられる課題である（次頁図参照）。具体的には「食事の意義」を理解した上で，食事介助の技術を学ぶというステップで学習することが多いが，それでは，看護教育の初期の段階で「食事の意義」について学ぶことの意味は，どのような点にあるのだろうか。

この授業では，「生理的側面」「心理的側面」「社会的側面」の3つの視

注1） 中央教育審議会「新たな未来を築くための大学教育の質的転換に向けて～生涯学び続け，主体的に考える力を育成する大学へ～（答申）」平成24年8月28日．用語集より。

注2） 井﨑一夫（2015）「国語科におけるアクティブ・ラーニングの可能性」．梶田叡一・人間教育研究協議会編『アクティブ・ラーニングとは何か』金子書房．pp. 26-35．などを参照。

点から，どのような意義があるのかを学生に考えさせる授業が展開されることが多い。

> 時期：1年前期
> 学生：40人のクラス。社会人経験者が数人いるが，全体的に高校を出てすぐに看護学校に入ってきた18歳—19歳の学生が多い。
> シラバスに掲げられている学習課題等：
> 　　授業科目：日常生活の援助技術（食事）
> 　　第1回：テーマ「人間と食事」
> 　　学習内容：「食事の意義」
> この授業を通して理解してほしいこと（学習目標）：
> ・人間にとっての食事の意義を理解できる
> ・対象者に応じた食事援助の方法が理解できる
> ・食事援助を受ける対象者の気持ちが理解できる

図1.4　「食事の意義」を理解する授業の概要例

すなわち，食事には空腹を満たすという「生理的」な意義だけでなく，楽しく食べるという「心理的」な意義や，日本人であればお米は茶碗によそい，箸で食べるなどといった「社会的」な側面も大切であるということを理解する時間である。

これは筆者が指摘するまでもなく，食事介助においては「食べ物を患者の口に入れる」ということだけが看護師の仕事なのではなく，もっと総合的に食事をとらえて患者と関わることが看護師の「実践能力」として重要だからである。そして，こうした点を理解するためにこの授業があるのだとしたら，「食事の意義」についてただ単に3つの側面から整理して学習するというだけでは，不十分であろう。

むしろ，ただ食べさせるだけの介助をしたら，患者はどのような思いになるだろうかというように患者側から考えてみたりする時間が大切である。また，食事の時間にどんな話をしながら楽しく食べられるかということを学生どうしで話し合ったりすることも実践能力の育成という点では大切であると考える。

こうした学習活動を充実させることが現代の教育では求められており，アクティブ・ラーニングが重要視されるゆえんでもある。そのため，現代の教育においては，一方的に講義を進める旧来の授業よりも，時間と労力がかかるものである。このように，アクティブ・ラーニング時代の専門職養成では，学問的な理解を促すだけではなく，実際の看護場面と関連させながら実践能力を身につけていくことが重要であると考えられている。

(2) 自分のこととして考える習慣をつける

　もちろん，看護場面を想定してグループで話し合っていれば良いというわけではない。たしかに，「食事の意義について3側面から話し合い，まとめてみよう」という課題を出し，模造紙とマジックを配り，話し合った内容を書き込ませれば，能動的に学習しているように見えるし，アクティブ・ラーニングと言えなくもない。

　しかし，こうした表面的な学習では，「食事の意義」を教科書的に述べることができるようになるだけで，「病気になったことにショックを受けて，何も口にしない患者」に対して，どのようにアプローチするかというような実践的課題を考えられるようになるとは思えない。こうした表面的な学習に欠けていることは，患者を自分のことのように思い，「自分だったらどうか？」と問うことではないかと考える。すなわち，「病気になったら，あなたは食事ができるか？」「どんな物なら食べられるのか？」「どんな雰囲気で，どんな人となら食べられるか？」という「私」的な視点を前面に出し，食事についての考えを出し合うことから食事介助の実践的な学習を進めることがアクティブ・ラーニングの第一歩であると考える。

　そして，以上のように生々しく，かつ具体的に話し合った内容を「生理的」「心理的」「社会的」の3側面に分類するからこそ，実践場面に活用できる「食事の意義」を理解できるのだと考える。つまり，話し合い活動がアクティブ・ラーニングの柱となるにしても，単なる「おしゃべりタイム」ではなく，実践と学問を架橋する具体的かつ実践的な話し合いを授業のなかで実現することがアクティブ・ラーニングの授業づくりでは求められているのである。

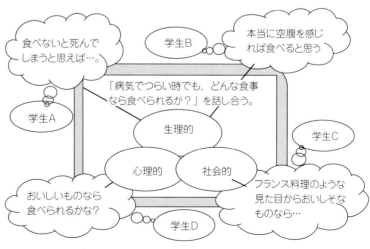

図1.5　グループでの話合いと3側面の整理

4　学習内容のエッセンスをとらえる

(1)　「知識を教える」ことは必要ないのか？

　コンピテンシーの教育では，看護に関する基礎的な知識や技術を「教えてはいけない」と言っているわけではない。看護師をはじめ，高度に発展した社会における専門職養成では，ある程度の知識をもっていなければ，活用力を発揮することはできない。そのため，知識を記憶させる学習は必要であると筆者も考えているし，ドリル学習のように，覚えるべきことがらを記憶に刻み込む学習が専門学校や大学で行っても良い。たとえば，解剖学などで登場する各部位の名称（専門用語）やその構造・機能については，覚えるまでワークシートに書き込むといった反復的な学習が必要であると考える。

　一方で，高度に発展した社会では，機械的に暗記するという学習方法では，活用できない知識も多くある。たとえば，「咳（せき）」を解剖生理学的に説明すると，「気管や気管支が化学的・物理的に刺激されたときにおこる激しい呼息」と書かれている[注1]。もちろん，こうした定義を記憶する意味はない，とまでは言わないが，看護場面で活用する知識としては少し機械的すぎるだろう。

　むしろ，看護師が考えるべきことは，インフルエンザなどの感染症にかかっている人が「咳」をしている患者をみたときに，「気管支」がどのような状態で，そこから息を勢いよく吐き出していること（呼息）の意味を想像できるようにすることであろう。そのため，解剖生理学的に気管支や呼吸の仕組みを学ぶ過程で「咳」の話をするのであれば，「飛沫感染」や，「感染予防としてのマスクの装着」についても併せて話題にするほうが，看護学生の（解剖生理学的な）理解を促すことになるのではないだろうか。

　このように，知識を状況やストーリーの中に位置づけて学習することがアクティブ・ラーニング時代の学習には求められている。これは，「咳が出るメカニズムを解剖生理学的に説明しなさい」という課題を与えるだけではなく，そのメカニズムを説明した上で，「どのような対応が感染予防に効果的であるか話し合いなさい」というように広げて学習するほうが，解剖生理学の内容を深く理解できると考えられているからである。

1)　医学書院『系統看護学講座　解剖生理学　人体の構造と機能①』．p.112を参考にした。

(2)「ナイチンゲール」をどのように学ぶか？

　以上のように，看護師がよく目にする状況を想定して学ぶということがアクティブ・ラーニングの特徴であるが，これは基礎理論を学ぶ授業でも同じである。たとえば，現代看護の基礎的看護論を確立したナイチンゲールを実践的に学ぶにはどうすれば良いだろうか。看護学概論のテキストには，ナイチンゲールは次の点が重要であると書かれている[注2]。

●環境や清潔を適切に与え，食事を適切に選択し与えること
●患者の生命力の消耗を最小にするように整えること
●五感を使ってその人の変化をつかみ，疾患の進行や急変をいち早くとらえて適切な処置につなげていくこと

　看護教育が重要事項を記憶しておけばよいというだけであれば，「ナイチンゲール」と聞いたら，上記の3点を想像することができ，『看護覚え書き』を書いた人というように結びつけることができればよいだろう。しかし，こうした知識を単純に結びつけるだけの学習では，ナイチンゲールのあとに登場する何名かの歴史上の人物（および，そのキーワード）と混同し，結局のところ知識を定着させることはできなくなってしまう[注3]。こうした混同が生じないようにするためにも，ナイチンゲールに関連する知識をストーリーの中に位置づけながら学習できるように授業を展開することが重要となる。もちろん，ナイチンゲールが看護実践をしていたクリミア戦争のときの傷病者の状態を再現して学習すれば良いと言っているのではない。もし，このような学習内容になってしまったら，それは「基礎看護学」の範囲を逸脱してしまうだろう。

　それでは，入学して間もない学生がナイチンゲールを理解するためにどのような授業を行うことができるだろうか。このとき，看護学の初学者はナイチンゲールから何を学ぶことができるのだろうかという視点でナイチンゲールという教材を分析することが必要となる。たとえば，ナイチンゲールは『看護覚え書き』の中で，看護師の仕事として「何を観察したらよいか――どのように観察したらよいか――どのような症状が状態の改善を示すものか……を教えることである」と記している[注4]。これは，患者を観察することの重要性を指摘していることであり，看護学校の1年生がナイチンゲールを学ぶ際の重要事項＝授業のエッセンスとなる。こうした点を意識して，授業では患者をどのように観察するかについて話し合い，発表するといった授業を展開すれば，ナイチンゲールを教材にしたアクティブ・ラーニングを展開することができると考える。

注2）医学書院『系統看護学講座　看護学概論　基礎看護学①』．pp. 9-10 を参考にした。

注3）上記のテキストでは，ナイチンゲールのあと，ヘンダーソンのニード論，ペプロウの対人関係理論，オレムのケア理論など，さまざまな基礎理論が解説されている。

注4）一方でナイチンゲールは，「『あの方はよくなっていますか？』という質問ほどばかげた，あるいはよくされる質問はほかにない。これはどうぞ医師に尋ねてもらいたい」とも述べている。訳出は ICN（2011）『現代に読み解くナイチンゲール看護覚え書き』日本看護協会出版会，p. 121を参照した。

> 看護学校の実践紹介

看護学概論「看護であるもの，看護でないもの」

【1年生前期】

1　ナイチンゲールから何を学ぶか？

　看護学校に入学して間もない時期に，「看護とはなにか」を考える授業を行っている。このとき，医学書院系統看護学講座「看護学概論」をテキストとして使用しているが，この中で，看護には3つの視点があると述べられている。一つ目の臨床技術としての看護は，看護の中心である患者と看護師との相互関係であり，臨床技術として一つの体系をもつものであると記されている。二つ目のサービスとしての看護は，公的な看護職の資格を得て働く労働者が，患者・利用者に対して提供する。三つ目は，思想・哲学的な看護があり，看護の意味や価値を示している。これは，前者の2つの根源となるものとして挙げられている[1]。

　看護の歴史をふりかえってみると，誰かを見まもり世話をするという看護行為は，古代の人々の生活の中にもあった。それを独立した専門職として，近代看護を確立したのはナイチンゲールである。そのため，思想・哲学としての看護を考える際に，ナイチンゲールの看護理論を学習することは，その後の臨床技術としての看護やサービスとしての看護を学ぶための土台となり，看護の本質に迫る第一歩としてこの授業を位置づけることができると考えている。

2　クイズ形式で学ぶナイチンゲールの授業

　ただし，入学間もない看護学生がナイチンゲールの著書『看護覚え書き（*Notes on Nursing*）』を精読するだけでは，それが「近代看護の祖」による，意味深い内容であると理解することは困難であろう。そこで，1年生でも考えられるようなクイズを用意し，ナイチンゲールの「看護とはなにか」を理解する授業を展開しようと考えた。

　ナイチンゲールの『看護覚え書き（*Notes on Nursing*）』のサブタイトルは，「WHAT IT IS, AND IT IS NOT（本当の看護とそうでない看護）」である。つまり『看護覚え書き』は，何が本当の看護で，何がそうでないのかを看護の定義から常に自己に問うていくことが必要であることを示して

いる文献である。そこで1年生でも考えられる状況や場面を取り出し，クイズ形式にして提示することで，「看護であるもの，看護でないもの」をイメージできるようにしたいと考えた。

3　具体的なクイズの内容

実際の授業では，以下のような事例（表1）を示し，そこで登場した看護師の行為は「看護なのか？　そうでないのか？」を学生と考えた。その際に，答えだけでなく，そのように考える理由についても意見交換するようにしている。

表1　「看護とは何か？」を考えるための問い

事例1：入院中のAさんが頭痛を訴えたので，Bナースは，自分が常備している頭痛薬をAさんにあげた。
事例2：入院中のCさんは痰が増え，呼吸が苦しそうだったので，Dナースは吸引の必要があると判断した。自分は新人ナースで一度も吸引したことがなかったが，先輩ナースの手技は見ていたので，大丈夫だろうと思い，吸引を実施した。
事例3：入院中のEさんが，トイレに行こうとしていたので，Fナースは車椅子を準備して，トイレにお連れした。

4　クイズを通して看護師の思考過程を学ぶ

(1)　続けて深く問うことで「看護とは何か？」を考える

事例1は，「頭が痛い」と訴えた人に対して，もしかしたら家族や友人同士の間では，「私，頭痛薬もっているからあげるわ」「ありがとう助かる」「飲んだら楽になったわ」というやり取りがあるかもしれない。しかし，看護師として，なぜ頭痛薬をあげてはいけないのか（その行為がなぜ，看護ではないのか）という点を考えるための問いである。このとき，保健師助産師看護師法（以下，「保助看法」と示す）「第5条の看護師の定義を想起させて，医業と看護の仕事の違いを明確にするように授業を進めている。

一方，事例2については，学生はこの授業を受ける段階で，すでに「看護とは安全・安楽・自立を目指す」ものであるということを学習している。そうした学習と結びつけて考えさせると，事例2は患者の安全が脅かされる危険があるので，「看護ではない」と理解できるように授業を進めたいと考えている。このとき，看護は看護師倫理綱領に基づくことにもふれている（日本看護協会の「看護業務基準（2016年改訂版）」を参照する）。

そして，学生と看護師倫理綱領に「看護者は自己の責任と能力を的確に

認識し，実施した看護について個人としての責任をもつ」とあることを確認した上で，もう一度，事例2について考える。すると，「新人ナース」で，「一度もやったことがない」手技について，「大丈夫だろう」という自己判断で実施したということは，「安全な看護ではない」と考えることができるようになる。もちろん，「吸引」という行為を学生がイメージできないようであれば，DVDなどを用いて視覚的に理解を促すこともある（ただし，「吸引」については，自力で痰を出すことができない患者に対して，管を入れて痰を吸引することと説明することで，理解はできる場合が多い）。

さらに，事例2については，「こうした状況に遭遇したら，どうすればよいか？」と問いかけるようにしている。学生は，そうした問いが投げかけられると，「先輩ナースに依頼する」などというような意見が出てくることが多い。加えて，「事例2の新人ナースは今後どうしたらよいか？」という問いも投げかけ，学生にはさらに考えてもらう。ここでは，看護師倫理綱領を再び取り上げ，「看護者は，常に個人の責任において継続学習による能力の維持・開発に努める」ものであるということが認識できるように授業を進めている。

このように，教員が設定した問いの答えは比較的自明のものであっても，「看護」というものをどのような道筋で考えたらよいのかについて学べるように授業を展開することを心がけている。

(2) 多様な状況や状態を想像する問い

事例3については，患者の状況が記載されていないので，学生はどのように解答したらよいのか迷うことが多い。こうした多様な状況や状態が考えられる問いについては，「これは看護だと思う人？」と挙手させて答えさせても，ぱらぱらとしか手が上がらないことが予想される。「どちらでもない」あるいは「どちらともいえない」という答えをもっている学生も多いと思われる。

車いすでの移送やトイレでの排泄の援助は，日常生活援助であり，事例1とは異なり，保助看法で規定されている日常生活の世話に該当すること。そして，車いすでの移送やトイレで排泄してもらうなどは，専門職としての看護師でなくとも素人でもできる援助であることなどを話した上で，再度「これが看護になるか？　ならないか？」と問いかけるようにしている。

この問いを保助看法に書かれている通りに受け取れば，移送技術，排泄援助技術を実施することは看護であるという結論に達するだろう。しかし，この場面について「患者の状況をもっと詳しく知らなければ，判断できな

い」という意見を出す学生もいる。

　授業では，こうした意見が学生から出てくるように進め，いろいろな患者の状態をイメージできるようにすることを大切にしている。たとえば，「この患者さんは，尿意を感じたから，トイレに行こうとしている。このことは患者ができていることであり，自然に持っている力，あるいは回復してきた力だよね」という点を話したり，「トイレに行こうとしているということはこの人の意思を感じるね。でも，歩いていくことをサポートするのではなく，車いすで連れて行こうと看護師が判断したのはなぜだろうか？」「車椅子で移送をしたのは適切なのだろうか？」と学生に問いを投げ返したりしていく。その中で患者のセルフケア能力をも判断すること，そして，本当の意味の「生命力の消耗を最小限にする」とはどういうことだろうかということに関心を向けてもらえるように授業を展開している。

5　ふたたび，この授業をナイチンゲールと結びつける

　授業は，以上のようにクイズ形式で進め，(教員との問答を含めて) いろいろな討議を経て，最終的にナイチンゲールの言葉と結びつけるようにして終了するようにしている。ナイチンゲールは「看護覚え書」の中で看護について次のように述べているが，以下の内容を授業のまとめに話すようにしている。

- 看護とは，新鮮な空気，陽光，暖かさ，清潔さ，静かさなどを適切に整え，これらを活かして用いること，また食事内容を適切に選択し適切に与えること，こういったことのすべてを患者の生命力の消耗を最小にするように整えること，を意味すべきである[2]。
- 私は，女性たちにいかに看護するかを教えようとは思っていない。むしろ彼女たちに自ら学んでもらいたいと願っている。そのような目的のために，私はあえてここにいくつかのヒントを述べてみた[3]。

　そして，ありがとうと患者に感謝されたから看護が実施できたと考えるのではなく，看護師自身が「それは看護だったのか」と，厳しく，繰り返し，自己に問うことが重要であるという点を学生に話して，授業を締めくくるようにしている。

　また，この授業が終わった後も，講義・実技演習・実習のあらゆる場面で，学生には「それは看護であるのか？　看護でないのか？」と問い続けるようにしている。こうした問いを看護学校を卒業するまで続けることで，

ナイチンゲールの思想が少しずつ学生に浸透していくのだと考えている。

注
1) 系統看護学講座『看護学概論』医学書院, 2015年, p. 195
2) フロレンス・ナイチンゲール（2000）『看護覚え書　看護であること・看護でないこと（改訳第6版）』現代社. p. 14.
3) フロレンス・ナイチンゲール（2000）『看護覚え書　看護であること・看護でないこと（改訳第6版）』現代社. p. 2.

（齋藤秀子）

第2章
アクティブ・ラーニングにつながる教材開発

1　新しい学習理論を取り入れた教育実践
2　学習意欲を喚起する教材を開発する
3　学問的興味を喚起する教材開発の方法
看護学校の実践紹介　成人看護学「回復期にある人の障害受容と看護」【2年生後期】

1 新しい学習理論を取り入れた教育実践

(1) 学習効果が上がる指導方法とは？

　1990年代以降，学習意欲を向上させる教育方法について研究が蓄積されてきた。たとえば，人はたとえ貧弱な選択肢であっても，「自分で決める」プロセスがあればやる気がでるということや，賞罰を与えられるよりも「期待される」ほうが意欲的に活動に取り組み，結果として高い成果が得られるということが指摘されている（図2.1参照）[注1]。

　こうした「選択肢の用意」や「期待をかける」ということは，工夫次第でさまざまな授業において取り入れられるものである。たとえば，覚えてほしい知識がたくさんあるような授業で，プリントを2種類，用意しておく。このプリントはいずれ，どちらもやってもらうにしても，「どちらから取りかかっても良いです」というように学生に選択することを認めれば，「自分で選んだのだからやろう」という気持ちになりやすいだろう（図2.1および図2.2参照）。

　また，語句を説明させる問題などのように，難しく感じ，すぐに飽きてしまう課題に取り組ませる場合には，学生に対して「○○さんならできるよ。期待しているからね」と声をかけることのほうが，「これができたら卒業できるよ」などと指導するよりも学習意欲が高まるということである。

注1）　この点については，湯浅恭正・新井英靖・吉田茂孝（2013）『特別支援教育のための子ども理解と授業づくり　豊かな授業を創造するための50の視点』（ミネルヴァ書房），pp. 2-5に詳述した。

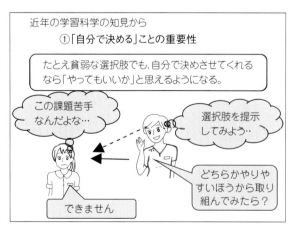 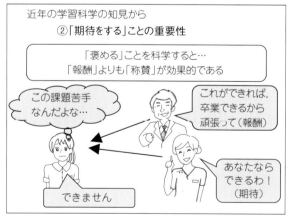

図2.1　「選択肢の用意」と「期待をかける」

```
プリント①                    プリント②
[説明文を読み，語句を答える]    [語句を示して，説明させる]

┌─────────────────────────┐  ┌─────────────────────────┐
│次の文章はどのような障害・疾患を表して│  │次の障害・疾患について，原因・発症率・│
│いるか？ 障害・疾患名を答えなさい。 │  │主症状や治療について簡潔に述べなさい。│
│                         │  │                         │
│ 1．21番染色体が1本多く，21トリソミー│  │ 1．ダウン症              │
│ とも呼ばれている。平均して約1/1000の│  │                         │
│ 確率で発生し，主症状として，知的障害，│  │                         │
│ 先天性心疾患，低身長，筋力の弱さなどを│  │                         │
│ 示すことが多い。          │  │                         │
│         （答え：ダウン症）  │  │                         │
│ 2．右心室と左心室の間を隔てる壁に孔が│  │ 2．心室中隔欠損          │
│ あいた疾患。先天性心疾患の一つで1000人│  │                         │
│ に3人の割合で出生すると言われ，心臓カ│  │                         │
│ テーテル検査を行なってから根治手術を行│  │                         │
│ うことがある。            │  │                         │
│       （答え：心室中隔欠損）│  │                         │
└─────────────────────────┘  └─────────────────────────┘
```

図2.2　2種類のプリントを用意し，学生に選択させる

---

(2)　「ほめる」だけでは子どもは伸びない

　従来からの定説を覆す学習理論の知見はほかにもある。たとえば，「ほめると子どもは伸びる」という点について，近年，過度の称賛やそれほど難しくない課題に対してほめられるとモチベーションが低下することがあるということがわかってきた。むしろ，学習効果を高めるためには，特定の行動を具体的にほめることや，本人が努力したと思っていることについてほめる必要があると考えられている[注2]。

　これは，指導者の関わり方によって学習者の学習意欲が変化するということを示している。少し極端な言い方をすれば，学習の意味が感じられない授業を受けて，どんなに教員からほめられても，それは主体的に学ぶ学生を育てることにはつながらないということである。

　そうではなく，授業で取り扱われている学習活動に没入し，自分なりにいろいろと考えたことを表現する中で，教員がほめたり，課題を指摘し合ったりする中で，学習意欲というものは喚起されると考えるべきであろう。コンピテンシーを育てる教育においても，「現実の世界に存在する『本物の実践』に可能な限り文脈や状況を近づけて学びをデザインしてやれば，習得されて知識や技能も本物となり，現実の問題解決に生きて働く」[注3]と考えられている。このように，学習意欲というものは学習者と教材と指導者の複雑な関係性の中で変化していくものである。

注2)　詳しくは以下の文献を参照。
ポー・ブロンソン／アシュリー・メリーマン，小松淳子訳（2011）『間違いだらけの子育て　子育ての常識を変える10の最新ルール』インターシフト社．
外山美樹（2011）『行動を起こし，持続する力　モチベーションの心理学』新曜社．

注3)　こうした学習をオーセンティック（authentic：真正の，本物の）な学習と呼ばれている。
奈須正裕（2015）「コンピテンシー・ベイスの教育と教科の本質」．奈須正裕ほか編『コンピテンシー・ベイスの授業づくり』図書文化社．を参照。

2 学習意欲を喚起する教材を開発する

(1) 現実にありそうな場面を想定して学ぶ

それでは，学習者が真に学んでみたいと思う，すなわち，学習意欲を喚起する文脈や状況はどのようにしたら創り出せるのだろうか。

これは教材をどのように開発したらよいかという点と関係する。たとえば，「障害受容」について学ぶときに，学生は「ショック→否認→悲しみと怒り→適応→再起」というような段階論や，ライフステージのあらゆる段階で悲哀の感情を示すといった「慢性的悲哀説」など，さまざまな説があることを知ることだろう。もちろん，こうした理論的な枠組みを知ることは，患者の治療過程を考える上で必要なことであるので，そうした理論や学説を学習すること自体はとても大切なことであると考える。

しかし，障害受容に関する研究では，こうした理論に障害者やその家族を当てはめて理解することに否定的な見解が述べられることが多い。たとえば，中田は慢性的悲哀を論じる際にも，場面によって「波がある」ことを指摘している[注1]。また，平澤は「子ども自身や家族のライフステージで沸き起こる出来事とそのときの子どもや家族の状況が絡み合いながら，障害受容をめぐる問題は起こってくる」と述べ，個別性や関係性を考慮する必要性があるとことを指摘している[注2]。

つまり，病気や障害を受け入れるという過程も，「定義」や「学説」を学習して済むものではなく，患者や家族の生々しい様子を盛り込みながら，あたかも患者や家族の気持ちと一体化しながら「障害受容の過程を一緒にたどる」学習が必要である。

このように考えると，授業においては，（架空の人物であっても良いので）ある患者や家族の事例（教材）を考えることが効果的であり，実際場面を想像できる授業展開が必要となる（図2.3参照）。

注1) 中田洋二郎（2002）『子どもの障害をどう受容するか　家族支援と援助者の役割』大月書店. p. 79を参照した。

注2) 平澤紀子（2009）「病気の子どもの心理社会的支援サービス　c 治療的アプローチ」．谷川弘治ほか編『病気の子どもの心理社会的支援入門』ナカニシヤ出版．p. 154を参照した。

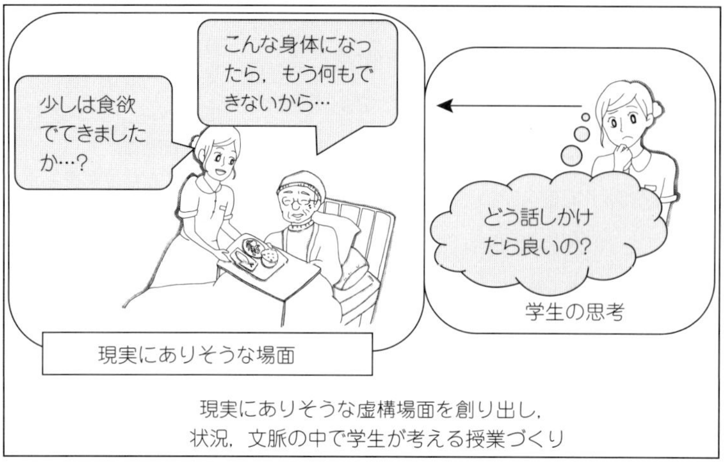

図2.3　教材開発＝「虚構」の場面の中で考える

(2) 文脈・状況を創り出す教材開発の方法

　実際場面を想像できる授業を展開するためには，文脈・状況を創り出す教材を開発する必要がある。そこで，教材開発の方法について検討してみたい。

　教室空間に文脈や状況をイメージしやすくする教材の典型は文学作品である。たとえば，小学校のときに『スイミー』を読んだ記憶のある人も多くいるだろう。国語の授業では，登場人物の気持ちを想像するということを課題にすることが多いが，この点を学習するのになぜ『スイミー』を用いるのかというと，この話が小学校低学年の子どもにとって具体的にイメージしやすく，主人公であるスイミーの気持ちに読者がシンクロしやすい教材だからである。

　この点を看護教育における教材開発に応用すると，「具体的でイメージしやすい」もので，その状況に「感情的に入り込みやすい」内容を選定することが大切である。具体的には以下のようなものが教材（著作物・事例・出来事）となり得ると考える（図2.4）。たとえば，文学作品は登場人物の心の葛藤などを想像するのに長けている一方で，実際に看護教員が経験した事例はとてもリアリティがあると感じられる教材となる[注3]。また，過去の事件やニュースは，その後，医療現場がこのように変化したというように，「因果関係」や「変化の過程」を整理して説明しやすい教材となる[注4]。

　以上をまとめると，病院や看護に関することはどのような素材も教材となり得るといえる（図2.4参照）。しかし，限られた時間で効果的に学生が学ぶために，多くの素材の中から学習課題に合致する価値のあるものを教材化することが必要である。そのために，授業のねらいと学習者の関心をマッチさせられる教材開発力が教員には求められる。

注3) 文学作品等を利用して障害受容の過程を学習する授業実践例は本章末で紹介した。また，事例を教材化した授業実践例は第3章および第4章に掲載した。

注4) たとえば，「インフォームド・コンセント」を学習する際に，過去に同意を取り付けずに治療を進めて患者と病院がトラブルになった例などを教材化することができるだろう。

教材化の視点	説明
文学作品等の著作物を教材化する	虚構の世界がもっとも緻密に描かれているのが文学作品等の著作物である。文学的世界のなかに学生を誘い込み，そのなかで「あなたならどうす？」と問いかける。
実際に経験したことを教材化する	看護師の経験を活かして，学習内容に関連する事例を組み合わせ，架空の事例を作成し，病院内の生々しい出来事の中で学生に対応を考えさせる。
過去の事件やニュースを教材化する	医療ミスなどの過去の失敗事例をもとに，看護師になればこうしたミスと背中合わせで仕事をしているという実感をもたせながら，ミスが生じないようにするにはどうするかを考えさせる。

図2.4　教材開発のいくつかの視点

3 学問的興味を喚起する教材開発の方法

(1)「学習内容」はそのままでは「教材」とはならない

　それでは，学生が学習内容に興味をもち，主体的に学ぶ過程を創出する教材とはどのようなものだろうか。

　このとき重要なことは，学習内容をそのまま教材としてとらえるのではなく，学習すべき内容を理解するのに適当な教材を選定することが教員に求められているということである（図2.5参照）。特に，授業でアクティブ（能動的）に学ぶためには，学問的知見を言語的に考えさせるのではなく，学問世界をイメージすることができ，その世界の中で「自分だったらどうするか？」と問うことができる教材を選定できるかどうかが重要となる。

注1）　第1章の授業紹介を参照。
注2）　第2章の授業紹介を参照。

科　目	学習内容	⇒	教材選定と主な内容
小学校低学年国語	登場人物の心情を読み取る（読解力の育成）		『スイミー』を読む（イメージしやすい絵本／感情移入しやすい物語の中で考える）
基礎看護学	ナイチンゲールの看護理論		「看護であるもの，看護でないもの」を考える（病院場面を取り上げて，クイズ形式で考えさせる）[注1]
成人看護学	障害受容の過程		星野富弘氏の著作を通して，障害受容の過程を学ぶ（時間の経過／家族の支え／活動の広がりなどの複雑な過程を理解する）[注2]

図2.5　学習内容の整理から教材開発へ

　このとき，教材選定にあたって，イメージしやすい身近なものであることが求められる一方で，学習すべき学問的知見に近づくことができる奥深さも備わったものである必要がある。第1章で例示したナイチンゲールの『看護覚え書き』は，実際の病院場面に置き換えて学ぶことができる極めて具体的な内容が示されていることに加えて，看護とは何かという基礎を固める奥深い知見が詰まったものであり，極めて質の高い教材であるといえるだろう。このように，教材開発には学習内容を吟味して，それを病院場面や文学作品等と結びつけることが必要である。

(2)「ずれ」による学習過程の創造

教育方法学の分野では、学生の興味を喚起する教材を開発するためには、「教員の教えたいこと」と「学生の学びたいこと」の「ずれ」をとらえることが必要であるとよく語られている。一般的に教員は学習者の今の現状よりも少し高い学習課題を理解してほしいと思っているが、その課題では、多くの学習者は自力解決ができず、「わからない」「イメージできない」という状況に陥る。

こうした指導者と学習者の間の「ずれ」は、さまざまなところに存在する。授業とはこうした「ずれ」を埋めていくプロセスであり、指導者と学習者の間をつなぐものが教材である[注1]。もちろん、教材が提示されても、一人で解決することはできないかもしれない。そうした場合には、周囲の人と話し合ったり、事例で取り上げられた人の気持ちを吹き出しに書き込んでみたりして、新しい考え方が身についたり、知識が構造的に理解できればそれは十分に学習したことになる[注2]。

このように、学習者の中に一定のストーリーが出来上がるように考えさせたり、話し合わせたりすることが授業づくりのポイントである。こうした「状況に埋め込まれた学習」[注3]に積極的に参加していくことが、アクティブ・ラーニングの時代ではとても重要になると考える。

こうした視点から看護教育の教材開発を考えてみると、看護学校等で習った事項やこれまでの実習等の経験（学生観）と、授業で取り上げる学習課題（教材観）の間の「ずれ」に着目し、それをどのような学習活動を通して埋めていくか（指導観）を明確にして授業を設計するというようになるだろう。こうした緻密に計算された授業展開の中で、学生ははじめて学問世界の内容をイメージすることができ、自分なりの新しい認識（看護の基本的な考え方）を思い描けるようになるのだと考える。

そして、上記の学生観・教材観・指導観を整理し、それを学習指導案に記載することでアクティブ・ラーニングの授業設計を明示することができる。

注1) 上田薫は『ずれによる創造』という考え方を示し、教育方法を論じている（『上田薫著作集3 ずれによる創造 人間のための教育』黎明書房を参照）。

注2) 人にはこうした他者からの働きかけを受け止め、発達していく領域が存在する。これをヴィゴツキーは「最近接発達領域」と呼んだ。茂呂雄二ほか編（2011）『社会と文化の心理学 ヴィゴツキーに学ぶ』世界思想社. 参照。

学習指導案としてまとめてみよう

【学生観】
- 新卒学生が多い学年
- ●心理学や基礎看護学の授業で人間関係論については学習している。
- ●入院経験もなく、看護師の仕事が十分にイメージできていない。

【教材観】
- ●実際の看護場面を用いて「コミュニケーションの基本」を学ぶ。
- ●実習を終えた直後なので、学生が受け持った患者をイメージさせる。

【指導観】
- ●答えは1つではないことを実感するために、単に「正解／不正解」を伝えるのではなく、同じ場面でも患者の状況が異なれば応答も変わることを学習させたい。

看護学校の実践紹介
成人看護学「回復期にある人の障害受容と看護」
【2年生後期】

1 授業を構想するにあたって

　2年生は前期に急性期看護と慢性期看護を学ぶことになっている。急性期では急激な体の変化と心の変化をとらえ人の危機的状況に対して支援することを，慢性期では病気と共に歩む人の看護を学ぶ。そして夏休み直前に基礎看護学実習Ⅱを終え，夏休み明けすぐに回復期の看護を学ぶ計画となっている。

　基礎看護学実習Ⅱでは初めて患者様を受け持ち，看護を考える体験をする。これは学生にとってとても大きな体験で，あらためて看護とは，患者とは，家族とは，疾病を患うとは，生活とは，ケアとはなど，たくさんのことを問いかけられて実習中を過ごし，学校へ戻ってくる。ここで紹介する授業を受講した学生たちは，看護師として学ぶべきことは何なのかに気づいていくきっかけに出会い，3週間前の校内での彼らとは違う学習者としての態度で実習の振り返りの学習に臨んでいた。実習で問いかけられたもやもやしている問いを少しでも解決したいと思っていた。

　この授業のクラスは新卒者が多いが，社会人がリーダーシップをとっていた。学生たちはコミュニケーション力が弱く，人と関係性を築くことが苦手で，何かを感じ，誰かに話したかったり伝えたかったりする気持ちはあるが，伝えられず，自身の思いを表現できずにいる学年であった。何かきっかけとなるような教材で，架け橋となるような授業構成が工夫できれば，今よりももっと自由に表現でき，語り合え，考え合えるクラスではないかと期待をもっていた。

　回復期の学習では，人が回復するということについて考える。以前から人が回復するということをどのように教授するか悩んでいた。学生は生活体験が乏しい上，自身が患者としての体験や，家族の疾病体験をしたことがなく，また，人への関心が低い学生が多くいる。このような状況の中で，人が回復するということを学生が思考するのはとても難しい。看護学生が興味を持ちやすく，イメージしやすく，感情が大きく揺さぶられ，心に残る事実をもってでなければ，学生に教員が伝えたいことは届かないと考えていた。

そのようなとき，星野富弘さんの自伝に出会った。まず，私が星野さんの生き方とご家族はじめ関わった方々のありさまに感動した。回復を「病みの軌跡上にいる患者がその人自身の望みや喜びに近づくこと」[1]という考え方に賛同した私は，星野さんの生きざまを，自伝をとおして学ぶことが，人が回復していくということを質的に学ぶということにつながるのではないかと考えた。

そこで，星野富弘さんが突然，頸髄損傷を負い入院し，退院して自宅に帰るまでの様子を書いた自伝『愛，深き淵より』を教材にして，その著作を読み解きながら，人が回復するとはどのようなことなのかを学生と共に考えようと思った。そこには基礎看護学実習Ⅱの臨床実習で投げかけられた，多くの問いに対するヒントが詰まっていて，学生はこの教材に興味をもって人が回復するということを共に考えられると思った。

2　どのようなことを学んでほしいか

星野富弘氏は1946年に生まれ，大学卒業後，体育の教員として高崎市内の中学校に赴任した。その２カ月後，クラブ活動の指導の際，頸髄損傷を負う。首から下の運動機能を失ったが，口に筆をくわえ，絵と詩を描く。詩画集『風の旅』ほか著書多数。『愛，深き淵より』の初版は1981年で，今でも多くの人に読まれている。また，日本中，世界中で「花の詩画展」が開かれている[2]。

今回，教材として使わせていただいた『愛，深き淵より』は頸髄損傷を負った後，家族はじめ多くの人々との関わりから，首から下の運動機能はなくしたが，内なる自分は何も変わっていないことに気づき，受傷したことで健康な時には思いも及ばなかった多くのことに気づいていく。そして絶望の果てに，口に筆をくわえ，絵と詩を描くことに自分の夢と希望を託し，新たな一歩を踏み出していくという星野さんの受傷から新たな旅立ちまでが綴られている。

看護とは，人が生活して（生きて）いく過程を支援することであると学ぶ。その生きていく過程では常にその時々で多くの出来事が起こる。そこに支援を求められる看護師には，その場面，その場面で正しい観察力，深い洞察力，正しく早い判断力が求められる。病気や障害を受け入れるという過程は「定義」を学ぶだけでは，生きていく過程を支援するには至らず，その過程を対象と共にたどり，対象の葛藤を感じ，理解しようと努めていく過程が必要である。

授業では，星野富弘さんが病の危機的状況から立ち上がっていく過程を

追っていく。そこでは本人の思いを中心に家族とそこに関わった人々のその時どきの関わりと思いを読み解きながら，人はどのような環境の中で，どのような経過をたどり，どのようなきっかけから，どう変化（回復）していくのだろうか。これらを意識しながら，「人が"回復する"」とはどのようなことか，また，突然命を脅かすほどの障害を負いながらも，そこから希望に向かって歩んでいくという「人の強さは何によるものなのか」「回復を支援するとはどのようなことなのか」などを共に考えたい。

3　この授業の進め方

まず，夏休みに，受傷から回復までの経緯（時間の流れ・空間の広がりと環境の変化）と，その時々の星野さんの思い（個別性），家族はじめそこに関わった人々（人と環境との相互作用）を意識しながら『愛，深き淵より』を読み，章ごとに要約し感想を書いてくることを課題とした（課題シートを活用）。1回目は授業の目的と進め方を説明し，一瞬の事故で夢や希望，生活が，これほどまでに変わってしまうということが意識できることを目的にした。星野さんの受傷までの背景と家族，スポーツなどで活躍していた様子を紹介し，星野さんがどのような考え方でどのような夢をもち，何を大事にどのように生きてきたのかが伝わるよう1章から3章までのポイントを読み聞かせた。事前学習の発表も取り込み，「あなただったら，どうする？　どう感じた？　どう思った？」と繰り返し問いかけ，グループワークで意見交換をしながら内容解釈を進める。その時の視点として時間の流れ，空間の広がりと状況・環境，人との関係性を振り返ることをポイントとした（図1参照）。

2回目の授業についても4章から7章までを同じように行う。できればストーリーとして記憶として残るように一気に7章まで進める。

3回目にもう一度全体を俯瞰し，受傷後の心理的葛藤と変化を中心に，その経過を障害受容の考え方を使い，同時に自己効力感を高める4つの情報源を確認しながら「人が"回復する"とはどのようなことか」，また，突然命も脅かすほどの大きな障害を負いながら，そこから希望に向かって歩んでいくという「人の強さは何によるものなのか」，「回復を支援するとはどのようなことなのか」について意見交換する。最後に課題シート2にまとめをグループごとに話し合い記入するというように授業を進めた。

第 2 章　アクティブ・ラーニングにつながる教材開発

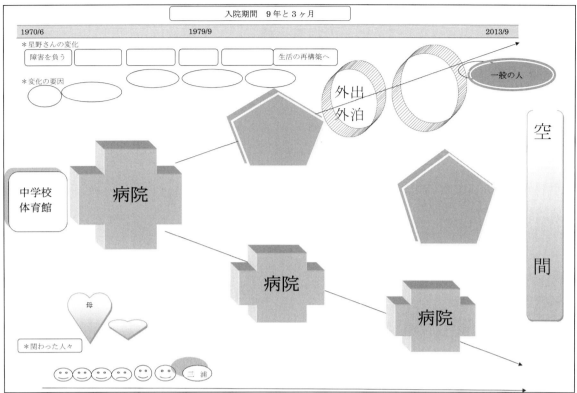

図1　回復過程を考えるためのシート（配布時）

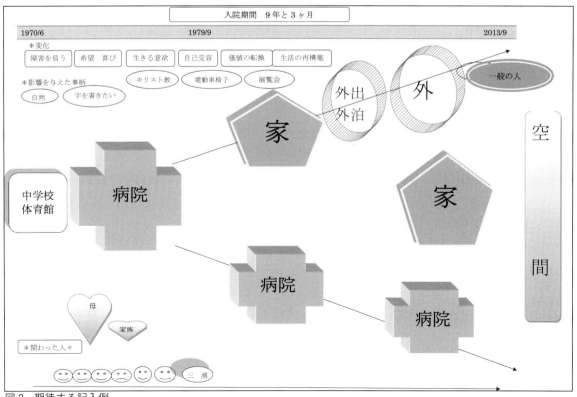

図2　期待する記入例

27

4　単元の指導目標

【単元全体の目標】
1) 人が"回復する"ということについて考えられる。
2) 障害の受容について考えが述べられる。
3) 回復期の看護を考えることができる。

【本時の指導目標】
1) 対象が望みや喜びに近づく過程を考察できる。
2) 患者が置かれた状況や価値が転換する過程が分かる。
3) 対象が回復していくときに影響した事象が言える。
4) 障害を受け容れるということについて考えが述べられる。
5) 自分の意見が発言でき，語り合い考えを共有できる。

5　授業の展開

(1) 成人回復期援助論の構成

	単元の内容	時間	授業内容
1.	回復期看護概論	6時間 （3回）	1) 回復期とは
			2) 回復期にある人及び家族の理解　障害受容（本時）
			3) 回復期看護の目的と役割・
2.	性・生殖器機能障害を持つ人の看護	4時間 （2回）	乳がんの乳房切除を受けた人の看護
			女性生殖器を喪失した人の看護
3.	消化吸収障害を持つ人の看護	6時間 （3回）	自己概念の混乱による心身の変化と生活への影響
			直腸がんでストマの造設をする人の看護
4.	循環機能障害を持つ人の看護 看護過程の展開と演習	14時間 （7回）	心筋梗塞の患者の事例を用い看護過程の展開
			回復を促し生活の再構築への看護

(2) 本時のねらい

　　星野富弘氏の自伝をとおして回復期における看護の概念がわかる
　「人が危機的状況から"回復する"ということ」について，章ごとに本人や家族そこに関わった多くの人々の言葉と回復への転機になった事象を通し考える。対象はどのように自身の希望（回復）に近づいていったのか，人が危機的状況から，"内なる何か"が変化し，質的な意味で回復するとはどのようなことなのかを学ぶ。

第２章　アクティブ・ラーニングにつながる教材開発

構成	学習内容と活動	指導方法と留意点
導入10分	資料の説明を聞く 学習目標の確認 前回の学習の振り返り 健康で病気や障害とは全く無縁の人生を送ってきた人が…… 要約（１章から３章までの）を聞く ほんの少し前まで元気に活動していた人が一瞬にして障害を負い……絶望……そこから回復していくとはどのようなことなのか新ためて思考する 星野さんの思いと家族の思い，特に母の思いに事実として触れ， 自分だったら？　と思考する	「回復」とはその人自身の望みやよろこびに近づくことでその人自身を取り戻していく過程である，という点を確認する。 本日の学習にうまく入っていけるよう動機付ける。 学生の反応をみながら，前回の授業を想起できるよう，語りかける。 大学生の頃と障害を負ってからの星野さんの写真や詩絵をもう一度見せられるよう準備する。 要約（１章から３章までの） １～３章を以下を意識してまとめていく 第３章までの出来事をとおして，星野さんの気持ちを慮れるように，ありのままの自分で生きていこうと言う星野さんの思いに気づけるように進める。 自然に感動できたその一瞬……それは事故前の本来の自分では……内なる自分は何ら変わっていないのかもしれない（「壊れた体にとらわれていた自分」）。 ＊＊混乱もあるが，本来の自分を取り戻していくきっかけを感じていることから【気持ちの復活のきざし】が見えることがわかるように授業を進行する。 全体に想起できたか確認する
展開１． 10分 ４章	４章　字を書きたい！ ＠受傷２年 読み聞かせを聞く 「感じたこと，自分だったら……」の問いをたて，グループワークする。 （資料とまとめた内容を照らし合わせながら話し合う）	第４章　要約 ●三浦綾子さんの生き方に共感する。 「生きることは権利でなく義務」「生きているのではなく，生かされている」[3] ●友人からの手紙に返事を書きたいと思う。 ●高久君の帽子へのサイン （字を書くことは将来に向けての希望でありそこに近づくことが星野さんにとって回復するということになる） 「字が書けるようになるという希望は生きること。それを諦めることはのぞみを棄て生きることをあきらめること。」という星野さんの言葉を引用する。 人が回復していくという変化が伝わるように進める。
展開２． 20分 ５章	読み聞かせを聞く 「感じたこと，自分だったら……」の問いに 絶望の果てに 　　キリスト教の洗礼 　　特製の車椅子 　　花に描かせてもらおうという気持ち 　　母の深い愛に気づく 上記をキーワードにグループワークする。 （資料とまとめた内容を照らし合わせながら話し合う）	第５章～７章までの要約を 　①　人と環境との相互作用の結果　場面 　②　時間的流れ 　③　空間的広がり（環境や場） 　④　個別性（個人にとっての意味や価値） を意識しながら回復に関連した過程をイメージできるよう読み聞かせをしていく。 学生の反応を確認する。 第５章　絶望の果てに　要約 キリスト教の洗礼や特性の車椅子は絶望の果てに在った星野さんのどのような影響を及ぼしたのかが考えられるように，以下を大事に読み聞かせる[4]。 「自分はけがをして失ったことはたくさんあるが，それ以上に与えられたものがたくさんある」 けがをしなければ「この愛に満ちた母に気づくことなく，一生

		を高慢な気持ちで過ごしてしまう不幸な人間になってしまっていた」 「元に戻らなくてもいいんじゃないか」「今できる一番良いことをすればいいんだ」と。 この頃　花に描かせてもらおう
6章	読み聞かせを聞く 「感じたこと，自分だったら……」の問いに 　　20歳になった教え子の面会 　　　スケッチブックを取り付ける代を作ってくれた弟 　　　絵の具を送ってくれる友人 　　　家族（母と姉）の深い愛 上記をキーワードにグループワークする。 （資料とまとめた内容を照らし合わせながら話し合う）	第6章　詩画に明日を託して　要約 詩画に明日を託して在宅で過ごすことが決心できた事に影響を与えた出来事と決心のありようが伝わるよう読み聞かせる。 「自然の大きさを前にして，自分の動けない身体を悲しむことが馬鹿げたことと思え，同時に忍耐という縄がフッと解けたような気持ちを抱いた。」5) この体に教えてもらいながらありのままの自分で生きようと思えたことで，内にある価値の転換が起こった。 その反面……あまりの田舎で病院と遠く離れることが不安でたまらない。
7章	読み聞かせを聞く 「感じたこと，自分だったら……」の問いに 変化に影響を与えた出来事 A：久保田さんの働きかけと支え 　　鷲塚さんとの出会い 　　　お母さんとふたりだけの展覧会 　　　自分の詩画の展覧会開催：すべての詩画が自分の手元を離れた 上記をキーワードにグループワークする。 （資料とまとめた内容を照らし合わせながら話し合う）	第7章　新たな旅立ちの日　要約 @受傷9年3カ月目 出来事が新たな旅立ちの希望にどのような影響を与えたのかが意識できるように要約を読み聞かせていく。 絵や文を書くことに，大きな希望と目標が見える。 「私は今まで，人からしてもらうことばかりだったのにあの人は今，私の書いたものから，何かを受けている……。」「これから自分が何をしていったら良いのかが，うっすらと見えたような気がしました。」「絵や文を書くことに，大きな希望と目標が見える思いでした」6) 胸をなでおろした。と同時に，なでおろした胸が，何か新しいものが，息づき始めたような気がした」7)。 この時の気持ち……詩の紹介
展開3. ま と め 15分	障害を負った時から退院まで9年3ヶ月の月日を資料をみて経過を確認する 　9年3ヶ月の月日の経過が実感できる Q星野さんの回復に関わった事象をあげる グループで話し合う 発表 人：母　父　姉　弟　友人　病室の人々　Kさん　教え子　三浦綾子　牧師さん　久保田さん　医師・Ns達　看護学生　高久くんなどなど 物：　本　電動の車椅子　植物　大自然 できごと：キリスト教の洗礼　字が書ける 　　　　　絵を描く　展覧会 場：病院の個室～大部屋～外庭～大学の文化祭～外泊～鷲塚さんの展覧会～自分の展覧会（人に伝えられる手段の獲得）……退院	経過を改めて追う。 9年3ヶ月の月日経過が実感できるようポイントを想起できるよう写真をもとに出来事を繰り返す。 発表：多数に発表してもらう。 発表内容を基に　経過を意識して板書していく。 ⇒シート2を渡す 見方を説明する。 経過シート2の空欄埋めてもらう（病院　外出　外泊　家など）。 いま発表した内容を経過シート2に関わる箇所に記入してもらう。 母の愛　人との関わり　洗礼　人に伝えられる手段の獲得　電動車椅子　などの大きな事象が時間とともに影響し合いながら，場面（環境）が変化し，星野さん自身の中に変化が起こっていく。 洗礼を受けることで（神に受け入れられることで）自分自身を受け入れ，生きていける，生きていきたいと思え，自分の役割と希望や喜びが見えていく。 全体の流れから星野さんの意識の変化（回復の経過）　（内なる自分の意識の質の変化）が考えられるようにする。

	説明を聞く <u>母の愛</u>　<u>人との関わり</u>　<u>人に伝えられる手段の獲得</u>　<u>電動車椅子</u>　<u>洗礼</u>　などの大きな事象がシート2に書き入れられ，時間とともにそれらが影響し合いながら，場面（環境）が変化し，星野さん自身の中に変化が起こっていく様子が理解できる。	星野さんの場合はこのようであった。そこには個別性があることをおさえる。
	回復という体験はその人自身が回復するという質的なもの。	回復することと障害を受けとめるということについて 　星野さんの自伝を読み説き今思うこと感じていることを数名に答えてもらう。 問いかけまでとし答えを出さない。
	<u>回復することと障害を受けとめるということについて話し合う</u> 発表する	今後も考え続けられるように，次のようにまとめる。 <u>回復するとは，その人固有の生きる価値の回復であり，その人が回復するという質的なもの。</u>障害と向き合っていくその過程が回復していくということではないかと問いかける。

6　授業を行ってみて

　ナイチンゲールの『看護覚え書』の補章「看護婦とは何か」において次のような記述がある。
　　「……自分自身は決して感じたことのない他人の感情のただ中へ自己を投入する能力を，これほど必要とする仕事は他に存在しないのである。そして，もしあなたがこの能力を全然もっていないのであれば，あなたは看護から身を退いたほうが良いであろう。看護師のまさにABCとは，患者の表情に現れるあらゆる変化を，患者にどんなことを感じているかを言わせたりしないで読みとれることなのである。」[8]
　ナイチンゲールの言う「自分自身は決して感じたことのない他人の感情のただ中へ自己を投入する能力」とは「自分とは別の人間のいま体験しているその世界を感じようと自身をその世界におけること」であると考える。この能力は看護師にとって何よりも必要であるのではないだろうか。しかし，ここ数年，他者に関心を寄せられない，出来事を体験しても感情が揺れない学生が多くなってきているように感じていた。
　基礎看護学実習を終えたとはいえ，親の擁護のもと平穏に日々を送ってきた現代の学生たちには，ナイチンゲールの言う上記の意味を理解することは容易ではない。自分に何らかの体験がないと相手の気持ちは分からないものである。そんな学生たちにどのようにしたら対象に関心を寄せられ，感情を揺らすことができるのか。

教材に悩んでいるときに筆者は星野富弘さんの自伝に出会った。そして，星野さんの生きざまに感動し，その世界に引きこまれた。星野さんの手記は自身が障害を負ったその時からその後の経過とその時々の著者はじめ関わった人々の思いが非常に詳しく綴ってあった。障害や病気はだれもが欲しいものではなく，できれば避けたいと思うのが一般的ではないか。彼は障害を負ったことで健康な時には気づけなかった家族はじめ多くの方の優しさ，温かさ，そして自然の偉大さ，生きることの意味や価値などに気づいていく。もしかしたら，この自伝を学生と共に読み解くなかで，星野さんの生きざまから何かを感じ，自分自身は感じたことのない他人の感情のなかへ学生を引き込むことができるのではないかと考えた。

　最初のころ，学生は「こんな長い文章を読んだことがない」「映像は頭に入るが文章はどうも苦手……」と反応していた。星野さんの自伝を使い，その事実を学生がイメージできるようにどう工夫すればよいか，常に試行錯誤だった。しかし，星野さんの自伝は章ごとにその時々の心情の行き来が明確に描かれているので，学習目的の"回復とは"という内容に焦点をあて，要約した箇所をイメージできるよう事実をもとに解釈を入れながら感情を込めて読み聞かせた。意外にも学生たちは集中して聞けていたことから，星野さんの世界に引きこまれているかもしれないという感覚はあった。読み聞かせの後に全体の状況を観ながら「どう感じた？　自分だったらどうする？」を繰り返し，発言を求めた。この繰り返しで1人1人が自分自身のこととして考えられていたのかもしれないと感じた。この過程を超えると，学習目的のもう一つのポイントである"私には（看護師として）何ができるのだろう"と，その時々のその人のありように寄り添う体験ができている自分に気づくことができ，学生自身が答えを出せるようになるのだろうと考えた。

　実際のところ，夏休みの事前学習は，予想した以上にほとんどの学生が自伝を読み，内容を要約し，自身の感じたことや思考したことがまとめてあった。授業を進めていく過程で，どの学生に指名しても自身の思いが述べられ，それを聞こうとするクラス全体の空気も強く感じられた。最後の課題シートはそれぞれの暗黙の了解のように記入され，まとめられていった。学生が能動的に学ぶというありようを楽しんでいるような手ごたえを感じた。

　この授業を進めるにあたり，まず，常に学生に関心を寄せ，学生の中に入り，学生の傾向や特徴をよく知ることが大切である。その時に，今この時の興味や関心がどこに，どのようにあるのかをつかむようにしている。その上で教員が学んでほしい内容と目的を自信をもって示すことを心がけ

ている。学生が興味をもって学習に参加できるかどうかは教員がいかに学生の内側に入りこみ，問いを発し続けられるかと，教員の詳細な計画と工夫が必要であると考える。

能動的に学べる仕掛けとしては，事実をありのままに伝えイメージでその世界に入り込めるような工夫が必要であり，自伝をそのまま読むだけでは伝わらない。教員や指導者は一方的に教えたがるが，一緒にその時々を共に考えていくという体験を学生の体験として残すことではないだろうか。

1年目の卒業生がカミングディで学校を訪れたときに，次のような話をしていた。

「卒後教育期間で日々新しい事との出会いで，ついていくのがほんとに大変です。しかし私を待っていてくださる患者様がいるんです。忙しくても必ず一度は伺い，お話をさせていただくのです。」

「新人の自分は何もできませんが，しかし何ができるかをいつも考えています。」

「臨床の状況をよく話してくださったことを思い出します。」

その人のありように寄り添うという学びを体験していたことが，知識に留まらず，自己と他者との相互関係を活用し，自立的に行動できる看護師に育っていたのではないかと思った。星野富弘さんの自伝に出会えたことをありがたく思う。

注
1) 酒井郁子（2000）「病みの軌跡と回復　回復過程を援助するということ　最善の看護の追求として」『看護学雑誌』64巻9号．p.796.
2) 星野富弘著（1981）『愛，深き淵より』立風書房．から経歴を抜粋した。
3) 星野富弘著（1981）『愛，深き淵より』立風書房．p.125.（一部改変）
4) 星野富弘著（1981）『愛，深き淵より』立風書房．p.183.（一部改変）
5) 星野富弘著（1981）『愛，深き淵より』立風書房．p.209.（一部改変）
6) 星野富弘．（2004）『かぎりなくやさしい花々』偕成社．より抜粋した。
7) 星野富弘著（1981）『愛，深き淵より』立風書房．p.245.（一部改変）
8) ナイチンゲール『看護覚え書』（第4版，第22刷）．p.217.

（日髙始子）

第3章
話し合いを通して思考を深める授業展開

1 「ゆさぶり」と「足場」をかける
2 授業をドラマチックに展開する
3 教材開発とICTの活用
看護学校の実践紹介 母性看護学「災害時の妊婦への支援」

1　「ゆさぶり」と「足場」をかける

(1)　教材を通して「ゆらぎ」を生み出す

　第2章では，文学作品は想像力を育てる重要な教材となるということを指摘した。これは，教材というものは，具体的でありながらも，虚構世界を創り出し，その中でいろいろと思考することができるものであるということを意味している。つまり，教材はまったくの現実（本当にあった話）ではなく，学習者が学びやすいように素材を吟味・解釈し，ある程度，加工してよいものである。

　もちろん，加工された教材があまりにも現実からかけ離れてしまうと，嘘っぽく感じ，学習者は教材世界の中に入り込むことができない。その一方で，現実の状況をそのまま学習者に示したのでは，雑多な情報や状況の中で何を考えたらよいのかわからずに，ただ事例を聞いたというだけの学習になってしまう。そのため，学生が学問的本質にたどりつくように，素材を適度に加工し提示することが必要となる。これが教材開発である。

　このとき，教員は学習者のなかに既存の知識や考え方では収束できない「ゆらぎ」を与えるように教材を加工することが重要である。たとえば，乳児期・幼児期・学童期といった発達について一通り学んだあとに，以下のような事例を用いて考える授業を取り上げてみたい。

> 　入院中の幼児（5歳）が「注射はいや！」と言って，採血をさせてくれません。採血をしようとすると，身体をかたくこわばらせ，ぎゅっと力を入れて両腕を抱え込んでしまうので，力ずくで腕を広げなければ針を刺すことができません。この子の病気のことを考えると，今後も採血をすることは頻繁にあると思われるので，「なぜ採血をするのか」という意味を5歳児なりにわかってもらえるように説明をすることにしました。

　授業では，こうした文脈・状況を示した上で，学生には幼児に対して，注射をする意味を理解してもらえるように，パペットを使って人形劇のシナリオを作るよう課題を出した。こうした「自分が看護師になったときに起こり得る状況」の中で，今，「どうすればよいか」を考えさせれば，学習者の認識は「ゆらぎ」，解決しようと主体的に学習しはじめるだろう。

(2)「ゆさぶり」ながら「足場」をかける

　もちろん，学生の中で「ゆらぎ」が自然と生じないこともある。特に，提示された学習課題が「看護師になったときに起こり得る」と感じることがなければ，「どうすればよいか」がわからなくても，解決しようと強く思うこともないだろう。そのため，授業の中で「こういうことは小児科で働くと頻繁にあるんだよ」とひとこと言い，学生に「この課題ができないとまずい」と思わせることが大切である[注1]。

　一般的に，人はそれまでの知識や考え方で解決できない課題を前にして，それでも何か解決しようと思った学習者は，「こじつけ」てでも不均衡となっている自分の認識を安定させようとする。たとえば，注射を嫌がる幼児に対して，「注射をすれば病気が治るよ」というような非科学的な言い方をして説得しようとする学生も出てくるかもしれない。

　しかし，課題をよく読めば，注射の目的は「採血」であり，「検査をして身体の状態をお医者さんが知る」ことであると読み取れる。学生は焦って対応すればするほど，課題の主旨から外れて，強引に話を進めようとするが，独りで学習している場合には，一度思いついた考えからなかなか抜け出せず，知識や考え方を変化させることが難しい。

　そこで，グループで話し合いをさせ，さまざまなアイデアが出てくる中に身を置くことが大切になる。たとえば，「〇〇ちゃんならできるよ」とおだててみたらどうだろうかとか，アンパンマンを登場させてみたらどうなるだろうかとか，講義の中で学習した幼児期の発達と結びつく意見をグループの話し合いの中で出させ，気づかせていくことが教員の役割であると考える。

　このように，一人で解決することができない課題でも，みんなで意見を出し合い，グループとして解決できるように授業を展開することも教員の指導技術の一つである。こうした学習のための支えを用意することを教育方法の分野では，「足場かけ（scaffolding）」[注2]と呼ぶ。すなわち，病院場面を想定し，グループで話し合わせる中で，ワークシートなども活用しながら，さまざまな視点から考え，話し合う。こうした配慮をすることも足場かけの一つである。もちろん，話し合いが行きづまり，進展しないグループに対してどのように声かけをするかなども足場かけといえるだろう。

　アクティブ・ラーニングの授業づくりでは，こうした足場をかけながら，学生がすでにもっている知識や技能を自ら活用し，課題を解決していくことが求められる。

注1）授業における「ゆさぶり」とは単に学習者の認識を混乱させるものではなく，課題を目の前にした学習者が，自らの内面に矛盾や対立を生み出す行為である。これは，思いつきや偶然に生み出された子どもの混乱ではなく，目の前の課題を自ら解決していく過程で子どもが確実に成長・発達していくように導く「指導技術」の一つである。

注2）「足場かけ」とは，「子どもの目標となる行動を達成するために大人が指示したり質問したりさまざまなプロンプトを与えるなどの援助をすること」と定義されている。足場は子どもが自力でできるようになったら少しずつ外していくことが必要と考えられている。佐伯胖監修（2010）『「学び」の認知科学事典』大修館書店．p.216参照。

2　授業をドラマチックに展開する

(1)　「ドラマ」の制作過程を授業づくりに応用する

　前節で示した「ゆさぶり」や「足場かけ」は，1回分の授業（90分1コマ）を検討する場合として示したが，これは単元計画を考える上でも有効である。たとえば，基礎看護学で「共通基本技術」を学ぶためにコミュニケーションについて学習する時間が6コマ分（90分×6回）用意されていたとする。この6回の授業を通して看護師として働くにあたって，コミュニケーションの意義や基本的なコミュニケーション・スキルを学ぶことを学習目標とした場合を考えてみたい。

　この単元をどのように展開するかを考えたとき，それぞれの授業で事例をつくり，「ゆさぶり」と「足場」をかけて授業を進めても良いが，第1回目から第6回目までを貫く授業の構造（骨格）を作っても良いだろう。これらはちょうど，連載マンガや連続ドラマの作り方と同じである。

　連続ドラマは毎週，ある曜日のある時間帯に，数週間にわたって同じ主人公が活躍する一定の構造をもったストーリーである[注1]。刑事ドラマであれば，各回に登場する犯人は異なっても，毎回登場する刑事役の主人公は，ある一定のキャラクターを有していて，似たようなパターンで事件を解決していく。ドラマによっては，終盤に同じ言葉を述べて視聴者をスカッとさせるものもあるだろう。

　看護学校の授業でも，こうした連続ドラマと同じような構造をもって授業を進めていくことができる。たとえば，基礎看護学でコミュニケーションの意義と方法について学ぶ単元であれば，患者理解がうまくできずに悩んでいる看護学生Aさんを主人公にして，毎回，いろいろな患者と出会い，コミュニケーションのスキルが向上していくようにドラマを仕立てていくことは可能であろう（図3.1参照）。

　ただし，具体的に発生する問題は各回のテーマによって異なり，問題解決のために活用した知識や技法なども異なるように設定することがコツである。こうした各回のテーマを学習する中で，6回分の授業を受けた看護学生が「コミュニケーション能力を高めることの重要性」を実感することができるとともに，体系的に知識やスキルを習得できると考える。

注1)　吉本均は授業について「教室を舞台として展開される……ドラマである」と述べている。子安潤ほか編（2006）『学級の教育力を生かす吉本均著作選集4　授業の演出と指導案づくり』明治図書．p. 15を参照。

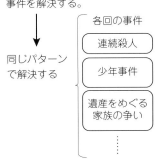

図3.1 連続ドラマの作り方を応用した授業展開

(2) 授業に「ヤマ場」をつくる

　授業展開をドラマづくりと重ね合わせて考えるのであれば、授業には「ヤマ場（クライマックス）」が必要となる。授業の「ヤマ場」とは、授業の目標や内容に照らしてみて、学習者にとって、もっとも困難な、解決すべき（乗り越えるべき）課題に対して、学習者が主体的に立ち向かい、克服していく場面のことをいう。

　つまり、一つの教材を共有しているクラス集団で課題を解決するべく一つの授業の中に、あるいは単元全体の流れの中に「ヤマ場（クライマックス）」が存在すると考えるのが妥当である。たとえば、第1節で述べた幼児に注射の意味を理解してもらうシナリオづくりで言うならば、グループで一生懸命考えたシナリオをみんなの前でパペットを使って実演するときが一つの「ヤマ場」となるだろう。

　このとき、自分たちの演技をするときばかりでなく、他のグループはどのようなシナリオを書き、どんなふうにパペットを使って幼児に説明するのか、息をのむように他のグループの実演にみんなが集中する姿が見られれば、それはシナリオづくりに没頭した結果である。そして、他のグループの実演をこうした集中した環境の中で見つめることができる授業であれば、自分たちになかった視点をその場で吸収し、実践する際のレパートリーに加えられることだろう。これがアクティブ・ラーニングの学習効果であると考える。

　実際のアクティブ・ラーニングでは、こうした授業の「ヤマ場」となる活動を、単元計画の中にあらかじめ用意しておくことが大切である。たと

えば，近年の小・中学校の授業づくりでは，次のように単元計画の最後に発表したり，表現したりする「言語活動」を用意することが多くなっている[注2]。

例：国語の指導計画（全8時間）

第一次		全文を読んでお話の大体をつかみ学習の見通しをもつ（1時間）
第二次	第1時	お話の「時・場所・人物・出来事」に注意して読む。
	第2時	主人公の様子や言葉から主人公の気持ちを想像する。
	第3時	
	第4時	なぜを主人公は〜の行動を行ったのかを考える。
	第5時	お話を読んだ感想を話し合い，その気持ちを主人公に向けた手紙を書く形で表現する。
第三次		オリジナル台本を作って音読劇をしよう。（2時間）

注2）この授業の詳細は，新井英靖（2016）『アクション・リサーチでつくるインクルーシブ授業——楽しく・みんなで・学ぶ』ミネルヴァ書房．の中で紹介している。

　小・中学校の単元づくりでは活用型学力を向上させるために，「第一次」と「第二次」で学んだ内容をどのように「第三次」につなぐかという点がよく議論されている。当然のことながら，「第一次」と「第二次」からかけ離れすぎた内容を第三次の活動を用意しても子どもは表現できない。しかし，「第一次」と「第二次」の内容から少し離れて発展させなければ，応用・活用する力にはつながらない。こうした基礎・基本と活用・応用がうまくつながる「言語活動」を用意することができるかがアクティブ・ラーニングを展開する教員に求められる。

　先に例示した基礎看護学で基本的なコミュニケーション技能について学ぶ時間においても，「意義と目的」「コミュニケーションの成立過程」「さまざまなコミュニケーション技法」について事例等を通して学んだ上で，最後にどのような言語活動（コミュニケーションの実際）を展開するか，教員にアイデアが求められるところである。たとえば，6コマの授業を「意義と目的」を第一次と考え，全体的にコミュニケーションについて考えた上で，「コミュニケーションの成立や技法」を細かく学習し，理解と技術を増やす時間を第二次とし，最後に具体的な事例をもとに学習したコミュニケーションの技術を活用したロールプレイを通して実際の話し方を実演してみるなどが第三次の学習活動となるだろうか。

　このように，ヤマ場となる「言語活動」に向けて単元を計画することが学習効果の高まる授業設計であり，アクティブ・ラーニングの授業の特徴である。

3 教材開発とICTの活用

(1) ビデオ映像の用い方

　授業づくりがドラマ制作と関連しているというとらえ方は，授業におけるICTの活用方法を考える際にも私たちに示唆を与えてくれる。

　たとえば，テレビや映画の中で見る映像は，必ずしも日常生活の中で起こっていることばかりではない。それがたとえ本当にあった事件（報道番組）であったとしても，記者やテレビ局のスタッフが知り得た断片的な情報をつなぎ合わせたものである。そのため，報道番組はできる限り当時の状況を克明に伝えようとしているが，そこには記者の「視点」が存在し，すべてを伝えられているわけではない。このように，ICT技術を駆使して提供されているテレビ番組であっても，メディア[注1]というものは，情報を切り取り，それをつないで私たちに提示しているものである。

　話を看護学生に対する授業に戻そう。学生に医療現場のイメージをもってもらおうと，市販されているDVDなどを授業で活用した経験のある教員も多いことだろう。DVDを制作する側からすれば，ある程度（30分〜60分くらい）の情報量およびストーリーを提供しなければ数千円から数万円単位の品物にならないので，いくつかの要素（内容）を合わせた作品を作り販売していることも多い。あるいは，いろいろな授業に汎用できるようにいくつかの科目にまたがったストーリーを仕立てているDVDもあるかもしれない。

　こうして作られたDVD教材を一度にすべて見せようとすると，学生はどこに注目したら良いのかがわからなくなることがある。また，授業で提示した課題とずれた場面や映像となったときに急に集中力が落ち，居眠りをはじめてしまう学生も出てくる。こうならないようにするために，ビデオ教材を用いるときには授業の内容と関連するところを教員が切り取り，そこを中心に見せるといった工夫が必要となる[注2]。

(2) パワーポイントで進める授業の進め方

　以上のように，ビデオ映像は，映像を見せれば教材となるのではなく，ポイントをしぼって見せることで学生が考えるヒントや視点を提供することができると考えられる。この点でいえば，パワーポイントも同様である。

注1) 「メディア（media）」には「中間（間をつなぐ＝媒介）」という意味がある。

注2) 技術演習などで用いられるビデオ教材は，手順や留意点などの実施方法に特化して編集されているものもある。この場合には，5分程度の短いチャプターが5〜10個程度収録されているものもある。

パワーポイントは，その特徴をひとことで述べるならば「紙芝居」であろう。使い方によっては，写真を貼り付けるばかりでなく，動画や音声を貼り付けたりすることもできるので，「デジタル紙芝居」と表現するのが適当であるかもしれない。

　ビデオ映像と同じようにパワーポイントも情報の切り取りとつなぎ合わせであるので，スライド1枚1枚は「切り取られた情報」である。30枚のスライドで構成された資料であれば，1枚目から30枚目までを連続して見ることで，学習者は授業内容をストーリー仕立てで理解できるようになる。そのため，パワーポイントを使った授業では，紙芝居を作るのと同じように，視聴者に見せる画面はパッとみてわかるように示した上で，読み原稿を考えることが大切である。

　このとき，パワーポイントは，1枚，1枚がある程度，区切りのある情報として初めから考えられて作成されているので，ビデオ教材に比べると授業の流れに合わせて切り取りやすく，アニメーションを設定することによってどこに注目したらよいかを示すことも容易にできるといった特徴をもっている。DVDと異なり，映像が流れ続けることもなく，「次へ」をクリックしなければ，スライドは次にいかないので，この点でも授業で使いやすいと言えるだろう。

　もちろん，パワーポイントを万能視してしまうと学生は教材世界のなかで学んでいるという意識になれない事態も生じる。たとえば，文字情報だけが記載されているパワーポイントのスライドが10枚も続いたら，それはもはや本を読んでいることと変わりなく，「紙芝居」と言えなくなってしまう。そういう授業となってしまうくらいなら，関連するイラストや写真を黒板に1枚貼り，それをもとに教員が実践現場の話を熱く語ったほうが教室空間に教材世界が立ち上がり，学生もその授業に引き込まれていくだろう。

　このように考えると，パワーポイントについても，どのような授業で，どのように活用するかという点を十分に吟味した上で用いることが重要となる。すなわち，教育方法学的な視点からいえば，パワーポイントのスライドと要点を示した資料を配布し，スライドに沿って解説するだけの講義は教材を開発したことにはならない。そうではなく，教員が教室空間に創出した教材世界の中で「考える」ためにパワーポイントを見せるというように，ICTを授業過程に組み入れ授業を設計することが重要であると考える。

看護学校の実践紹介

母性看護学「災害時の妊婦への支援」

1　授業を構想するにあたって

⑴　「リアル」な体験の中で，課題に取り組む

　１年生の前期は「母性の理解」において，母性看護の概念および人間の性と生殖について，女性のライフサイクル各期における看護について学習してきた。後期は「母性保健論Ⅰ」において，妊娠・分娩の生理と看護，妊娠・分娩の異常と看護について学習している。「母性保健論Ⅰ」の授業では，妊娠・出産・育児経験がない学生にとっては，具体的にイメージすることが難しい上に，男子学生にとっては，興味関心のあるテーマになりにくい。また，母性の用語や定義が多いため，母性看護は難しいと感じやすい。そのため，学生が妊娠・出産をより具体的にイメージしやすいように，映像の使用や妊婦体験の演習・模型等を多用し，興味関心を喚起させる授業を展開してきた。

　今回，紹介する授業は，１年生の後期より開講される「母性保健論Ⅰ」30時間15回の９回目にあたり，「災害時の妊産婦と家族への支援」の内容で講義を行ったものである。「災害時の妊産婦と家族への支援」は，看護師国家試験出題基準に含まれた内容であり，近年，ハイリスクな状況にある「妊産婦への支援」は，救急医療や小児医療との連携の視点からも求められている。

　妊産婦は「災害時要援護者」[1]とされているが，実際の災害時には，意識されることが低い。吉田らの東日本大震災で被災した妊産婦を訪れ，実施したニーズ調査でも「自分たちが災害弱者として認識されていない，妊婦であることを気づかれていない」等のニーズが報告されている[2]。

　災害時の看護は３年時に「災害看護と国際支援」として学習するが，本時では，災害時の妊婦の支援に重点を置いた内容とする。災害時の看護は，自分の今までの看護の基本的な知識や技術をその時の状況によって，応用できる力が求められる。新井は，「知識を活用・応用できる看護師を育てることが求められている現代においては，学生のうちから事例を分析し，状況のなかで自分の取るべき行動を考え，判断することができなければならない」と述べている[3]。

そこで本時において，今まで学習してきた妊娠期の知識・技術を活用し，自分にできることを見つけて，行動できる力を身につけさせたいと考えた。この授業では，災害時という限られた状況を「リアル」に設定した。ここでいう「リアル」とは，「虚構」であるが，臨場感あふれる現実的な場面とする（以後，「リアル」と表記）。学生は，「自分が，もし災害に遭ったらどうしよう」と感情が揺さぶられ，「どう行動すればよいのか」と思考を深める。新井は「困難な場面に直面したときに"何とかがんばってみよう"と思う環境で試行錯誤することが大切である」[4]と述べている。この困難な状況の中で，学生が主体的に課題に取り組み，今まで学習してきた知識を活用し「どう行動すればよいか」を考えていく。こうした「リアル」な体験の中で，課題に取り組むことは，いざという災害時に取るべき行動の学習になると考えた。

(2) 相手の状況をふまえた発言ができるように

　今回の授業では，特定の事例「相模原さん」を設定し，その人の思いをふまえたコミュニケーションができるように，ワークシートの作成やロールプレイの手法を取り入れた。ワークシートでは，「相模原さん」への「思い」を整理し，表面にはあらわれない「意味」を考え，可視化＝言語化を図った。また，ロールプレイでは，ワークシート上での「相模原さん」への「思い」を実際に言葉として発することにより，相手の気持ちを感じ，具体的な援助について考えられる状況を設定した。

　こうした学習は，学生の感情や「相模原さん」への「思い」を整理し，どのようにアプローチをしていくかを考え，自分と相手の双方をつなぐ他者性を育てることにつながる。また，自分の意見だけではなく，他学生の意見を聞くことで，視野が広がるのではないかと考えた。

2　単元の指導目標

1) 災害時の妊婦の身体的状況について考える。
2) 災害時の妊婦の心理社会的状況について考える。
3) 災害時の妊婦の必要とする援助について具体的に考える。

3　授業で工夫したところ

　自分自身が災害の場面に入り，その場面で自分の感情が揺さぶられた状況の中で考えられるように，ドラマのような演出を意識した。具体的には，

第3章　話し合いを通して思考を深める授業展開

以下のように授業を工夫した。

(1) 日常から非日常の生活へ：「防災DVD」の使用

　災害をよりリアルにイメージするために，「防災DVD」を使用した。この映像は，東日本大震災を思い出し，今後，学生自身も地震に遭う可能性が高くなることを意識した。また，日常から非日常となった状況をイメージして，臨場感を抱くような発問を繰り返した。すると，学生は自分の生活が大変なことになるとイメージしはじめた。

(2) 相模原市の地域防災計画の提示

　自分の住む相模原市の地域防災計画[5]を示し，「地震があった際のライフライン：電気・ガス・水道の状態」「具体的な避難場所や家族との連絡，帰宅困難になったら？」などについて考える中で，よりリアルに実際の行動をイメージした。

(3) 事例（妊娠34週の妊婦）の提示

　最初の授業案では，「災害についての定義や震災を思い出し，妊産婦のニーズから援助」を導き出すように考えていた。しかし，具体的な登場人物の設定をし，紹介しながら進むことにより「ドラマのような設定」とし，物語に入っていきやすくなるのではないかと考えた。そのため，母性の授業で複数回登場した「相模原さん」の事例を活用して学べるように，授業案を変更した。「相模原さん」を活用することで，前回までの学習を思い起こし，復習することができた。また，今まで「相模原さん」と共に学習をすすめてきたので，キャラクターとしても親近感がわきやすく，具体的なイメージも持ちやすかった。

　ワークシートの作成やロールプレイの時にも，「相模原さん」に感情移入し，「相模原さん」の「思い」を考えたコミュニケーションができたと考える。

(4) 発問の工夫

　ワークシートを活用し，自分の置かれている状況をイメージして「どのような一言を投げかけますか？」と相手を意識して言語化ができるような発問とした。その言葉を，ワークシートにまとめることで，自分の気持ちに気づき感情を整理する時間をつくった。また，ロールプレイにて，妊婦・学生役となりリアルに「相模原さん」の事例と向き合うなかで，具体的な言葉や援助に結びついた思考ができると考えた。そして，自分の言葉

だけではなく，他の学生のロールプレイを見たり聞いたりすることで，幅広い思考を獲得できる機会となると考えた。

4　授業の展開

構成	学習内容と活動	指導方法と留意点
〈導入〉 10分	〈発問〉 「皆さんは，日頃から災害について考えていますか？　皆さんは，この30年の間に大地震に遭うと思いますか？　私は，遭うと思うと考えている人は，手を挙げて下さい。」 〈「防災 DVD」3分鑑賞〉 〈発問〉 「今，大震災があったら？　一番困ることは何でしょうか？」 〈学生回答〉 「携帯が使えない。」「お風呂に入れない。」「家族の安否が分からない。」 〈発問〉 「では，もし，ここで大震災があったら，どこに避難しますか？　家族との連絡は，どう取りますか？　相模原市の地域防災計画では，相模原市も相模・駿河トラフの活断層の影響があるだろうと予想しています。」 〈説明〉 パワーポイントで，地震の発生確率，ライフラインの状況について数字を使用し，説明する。	学習のねらい ＊自分自身に降りかかる問題として考えられる ＊リアルに困ってもらう。 ＊日常生活からの断絶 災害時は，予測不能の状態。すべて準備をして臨める状況ではない。その状況をリアルに感じてもらう。 ＊日常から非日常の生活をイメージして，展開する。
〈展開1〉 20分 妊娠34週の妊婦さんの事例	〈説明〉 母子を取り巻く災害時の環境について，母性での災害看護のポイントについて説明する。 　1)　母体と胎児の2つの命を助ける 　2)　母体の環境の維持 　3)　出産病院の確保 　4)　心のケア 〈発問〉 「避難場所で，もし，知り合いの妊婦さんにあったら，あなたはどう行動しますか？　配布用紙を見て下さい。」 事例：相模原愛さんは妊娠34週です。32週の健診の時，貧血と少しおなかが張っているので安静にするように言われました。地震があり，避難所（小学校体育館）に避難しています。 〈発問〉 「妊娠34週は，どのような時期ですか？」 「妊娠中の不快症状は？」 〈説明〉 　1．身体面：母体・胎児の状態 　2．心理面：出産・育児への準備 　3．社会面：産休に入る，里帰りの時期	＊妊産婦は，災害時要援護者ではあるが，意識されることが低い。そのため，孤立と不安を抱えやすいことを伝える。 相模原さんの状況をイメージでき，援助について考えられる。（胎児への影響，出産への影響，相模原さんの心配や不安，家族，周囲の支援についても想起できる問いかけをする。） 〈妊娠34週〉 通常の妊娠経過であれば，自立した生活を送っている。 〈妊娠中の不快症状〉 今まで，学習してきたことの復習をする。 〈妊娠中に注意する症状〉 出血，頻回の腹部緊満，破水，妊娠性高血圧症候群についても想起する。 〈避難により悪化〉 妊娠34週，妊娠中の不快症状をベースに，相模原さんの状況をイメージする。
	〈発問〉 「避難により，悪化する症状について考えましょう。」 〈学生回答〉 「体育館に避難しているので，床が固くて腰痛が強くなる。」	＊被災による心身のストレスが加わり，胎児にも影響を及ぼし，ハイリスクな状態となりやすい。 ●避難により悪化する心理的状態も考慮する。

	「入浴ができないので，不潔になりやすい。」 〈説明〉 「相模原さんは，体育館の床に休んでいるので，長時間横になっていることは，困難であり腰痛が悪化しますね。また，冷たいので，腹部緊満も頻回になるかもしれません。」 「避難所の仮設トイレは，和式が多く，お腹が大きい相模原さんはトイレに行くのを時々，我慢してしまい，膀胱炎・便秘・痔にもなりやすくなります。」 「妊婦健康診査に行くことは，できるでしょうか？ もしかしたら，出産病院も被災しており，受診や出産が出来ない可能性もあります。」 「里帰り予定だったら実家も震災の影響を受けて，里帰りが出来ない状態も予測されます。」	
〈展開2〉 30分 相模原さんの事例をワークシート・ロールプレイを通して考える	〈発問〉 「あなたも地震で，避難所に避難しています。母性看護学実習の外来で話したことがある相模原愛さんと一緒になりました。相模原さんは，『丈夫な赤ちゃんを産みたいのですが，心配です。』と話しています。あなたならどのような一言を投げかけますか？ その言葉を，記入しましょう。一言と書いてありますが，思いつく言葉を記入してください。」 「隣の人と2人〜3人になり，相模原さん役・学生役になりロールプレイをしてみましょう。今，考えた言葉を伝えてみて下さい。」 「ロールプレイをして，気がついたことを記入してください。」 「前後の人と，どのような言葉をかけたか，ロールプレイをして気がついたことを話してみて下さい。」 〈発問〉 「皆さん，どのような言葉を投げかけましたか？学生・妊婦を演じて何か感じたことはありますか？」 「災害時は，どんなことを大切にしますか？」 ＊学生からの意見を板書する。 〈学生回答〉 「妊婦さんになった時，声をかけられてほっとしたので，妊婦さんに体調はどうか聞いていく。」 「安全・安楽に過ごせる環境を整える。例えば，プライバシーに配慮し，スペースを確保する」	＊自分の言葉で，相模原さんへの気持ちを伝えることを大事にする。 ●最初に，何をやるのか理解できているか確認，必要により補足説明する。 ●振り返って，考える静寂な時間を持つ。 ＊ロールプレイをすることにより，他人事ではなく，自分が主役になる。 ＊相模原さんとコミュニケーションを図り，どのように援助をしていくか考えられる。（他者性を育てる） ＊相模原さんへの援助は，どうしていけばよいか学生と共に考える。 ＊学生の言葉から，クラス全体で災害時にできることを考える。
〈展開3〉 25分 展開2から，自分ができることについて考える。 〈まとめ〉 5分	〈説明〉 「一人ひとりが，災害について学び，自分で考え行動する力を身につけることが，母子の命を守ることにつながると思います。ぜひ，今日の学びを活かしてください。」	＊自分の今までの知識，技術をその時の状況に応用できる力が求められる。自分の力を活かしていく。

5　この授業の成果と課題

(1) 学生の反応と学習できたこと

　授業を通して，学生は災害時を具体的にイメージして，自分の感情と向き合い，授業に積極的に参加することができたのではないかと考える。ある学生は，授業中，「自分も被災者だから，何もできないのではないか」と発言していた。災害時を具体的にイメージし，何もできない自分に対して自問自答していた。

　こうした意見は，とても大切である。実際には何もできないかもしれない。だからこそ，この授業の中で「自ら考えて欲しい」とその学生を指名し，発言を求めた。クラスの何人かは頷き，同調している学生も見られた。他学生が，「相模原さんが，どんな状況か知ることができるよね……」「傍にいることができる」と話していた。授業では，こうした学生の言葉を拾い，展開するように心がけた。

　また，ワークシートの「あなたなら，どのような一言を投げかけますか？」という発問に，学生一人ひとりが自分の言葉で，相模原さんへの言葉をつづっていた。しかし，机間指導の際に，どのような言葉にすればよいのか悩んでいる学生も見られた。その様子をみて，さまざまな状況から，言葉を考えてもらえるように，いろいろな意見を拾い，複数の学生に発表してもらった。「何から話してよいのかわからないので，まず，自分の名前を言います。」と話す学生や，「おなかの赤ちゃんが，無事に生まれますように」と相模原さんを意識した学生も指名した。クラス全体が，少し和やかな雰囲気となりロールプレイにつなげることができた。

　ロールプレイ終了後，「声をかけられただけで，安心する」など母親の気持ちを察する発言が聞かれた。また，「私にも，できることがあった」「自然に声がかけられた」など学生役を通して，活動の中で自分の思いを言葉にし対応することができていた。

　そして，災害時の援助について，「相模原さんの孤独感や不安を和らげるために，話を聞いたりできる限り気持ちに寄り添う」「ゆっくり休めるスペースを確保したり，トイレに行きやすいよう優先的にトイレが使えるようにする」「水などが重いので，代わりに持つ」「むくみなども軽くマッサージをしたり，冬など体を冷やさないように配慮する」などというように，援助者としての発言が聞かれるようになった。これは，相模原さんを具体的にイメージして，相模原さんが求める援助を想定することができ，

他者性を育てることにつながったからと考える。

　授業が終了して2か月が経過した頃，学生から熊本で起こった大震災について「先生，この震災でも妊産婦さんがいて，大変な思いをしている人も多くいるのでしょうね」「震災では，物資や場所も限られ妊婦さんは，不安やストレスを強めているのでしょうね」等の声を聞くことができた。こうした発言は，この授業を通して，災害時の妊産婦の看護が具体的にイメージできたことを示すのではないかと考える。

(2) 教材の工夫と学習効果

　災害時の映像を使用する際に，衝撃的になりすぎないように配慮した。震災を思い出させて，心理的につらくなってしまわないよう配慮した。そのために，「これから，災害時の映像を流しますが，災害を思い出して不安が強くなるようでしたら退出していただいてよいですよ」と学生には伝えた。授業終了後，学生から「どんな映像かとドキドキしたけど，そんなに怖い映像ではなかった」という発言があった。今回は，防災ビデオを使用したが，あらかじめ担任の教員に「災害でつらい思いをしている学生はいないか」を確認した。どんな映像を使用するのかは，まず，学生の背景を知ることが大切であると考える。

(3) 今後の課題

　発問の精度を磨いていくことが，授業全体としての課題である。たとえば，ワークシート1の「避難している相模原さんに，あなたなら，どのような一言を投げかけますか？　その言葉を記入しましょう」という問いに対して，具体的な言葉が出てこなかった学生がいた。イメージはできても，どのように声をかけていいのか迷っていた。学生がもっと，妊婦の気持ちを察することのできる問いにしてもよかったと考える。

　たとえば，「相模原さんの状態を，あなたならどう思いますか？」「相模原さんは，あなたにどのような悩みを相談するでしょう」等にしてもよかったのではないか。また，あらかじめシナリオを用意して，その後の展開を考えてもらってもよかったのかもしれない。

　また，今回，ワークシートに発問を4問記入した。しかし，発問の構成や発問の内容がつながらず，看護の視点がずれてしまった。授業での学生への発問や教材のワークシートの発問も，学生が具体的にイメージできるかを予測して授業を進めることが課題である。

　授業構成として，学生主体の授業を意識した。学生の意見をできるだけ拾いながら，授業を展開した。その中で，どの意見を取り上げ，次にどの

ような展開にしていくかは教員の力量が問われると実感した。授業者が予想していなかった回答にも応答できないと，せっかくの意見を活用することができない。回答は全て大事であり，予想していなかった回答も積極的に受け入れることで，学生は「自分も発言して良いのだ」と安心させることができる。誰もが発言し，活発な意見交換ができる授業の提供ができるよう努力していきたい。

注・参考文献

1) 小原真理子・丸山嘉一・三井俊介ほか（2012）『災害看護学・国際看護学 看護の統合と実践③』医学書院．p. 111.
2) 吉田穂波他（2015）：「東日本大震災急性期の周産期アウトカムと母子支援プロジェクト」．『日本プライマリ・ケア連合学会誌』第38号（特別号）．p 138.
3) 新井英靖（2013）『考える看護学生を育む授業づくり』メジカルフレンド社．p. 62.
4) 新井英靖（2013）『考える看護学生を育む授業づくり』メジカルフレンド社．p. 82.
5) 相模原市地域防災計画（平成28年3月修正）相模原市防災会議
 http://www.city.sagamihara.kanagawa.jp/dbps_data/_
6) 安達和美（2009）「災害看護の基礎知識 災害時には，どんなことが起こるのか」．『助産雑誌』第63巻第3号．pp. 190-196.
7) 渡邊聡子（2009）「被災体験が母子の心身に与える影響」『助産雑誌』第63巻第3号．pp. 198-203.

（埜村敦子）

コラム　専門用語をわかりやすく伝えるには？

　医療や看護の分野には，専門用語がたくさんある。その多くは，日常生活では使うことのないもので，一般の人から見ると「難しい言葉」が多い。たとえば，解剖・生理学では「わきの下」のことを「腋窩（えきか）」と言うが，一般の人にとっては，この漢字を見せられてもどこの部位かわからないだろう。それどころか，読むことさえできないかもしれない。

　看護教育では，学生にこうした用語に「慣れてもらう」必要があるので，授業では，あえて使用したほうが良いと考える。学生に発言をさせるときにも，流暢に話せなくても，専門用語を使って答えさせる習慣をつけていくことが大切である。

　しかし，1年生の初期のころは，いきなり専門用語ばかりで授業を進められると授業の内容を理解できなくなる。あまりにも理解できない言葉が並ぶ授業だと，内容的には興味をもてるものであったとしても，注意や集中が続かなくなり，結果として授業の内容を理解できなくなってしまうかもしれない。これはちょうど，外国の映画を字幕や吹き替え無しで見ているときと同じである。こうした事態に陥らないように，専門用語を使った授業においては次の点に留意することが必要である。

〈初出の専門用語については定義などを確認する〉
　学生がはじめてその専門用語と出会ったときには，少し時間をとって，用語の定義や使い方を確認する時間をとったほうが良い。学校の教員であれば，どの学年でどのような言葉を学習しているかについて，大まかにでも把握していなければならない。ただし，大学や専門学校のような高等教育機関では，何年生でいくつの用語を学習するということが決まっているわけではなく，新しい専門用語がどの授業で初めて出現するかということもあいまいである。そうした中では，授業の流れの中で専門用語を用いてみて，「その言葉はわからない（知らない）」という反応が学生から返ってきたときに「調べる時間」を設けることがあってもよいだろう。

　調べる際には，テキストや事典などを用いて「定義」を確認することが大切である。その上で，その用語の使い方を例示できると実践で使用しやすくなる。

〈専門用語と「日常的な言い方」を重ね合わせる〉
　はじめて看護学を学ぶ学生にとっては，専門用語が出てくるだけで，「どんな意味だったっけ？」と思考がいったんストップしてしまう。覚えなければならない用語であるならば，その都度，立ち止まって定義を確認することは決して無駄ではない。しかし，そうした思考停止は授業を「流れで理解する」という点から考えると弊害になる。

　こうしたことから，授業を進行する教員は，専門用語が出てきたときに，「日常的な言い方」をその前後にはさみ，意味を理解しやすくする工夫が必要である。たとえば，「わきの下には大きな血管があって，……これを腋窩動脈って言うんだけどね」というように専門用語を補足するかのように伝えると授業を流れで理解しやすくなる。

〈イラストや映像で見やすく，わかりやすくする〉
　日常的にはあまり使用しない専門用語の理解が難しいのは，言葉を聞いてもイメージができないからである。たとえば，神経生理学で登場する「シナプス」とか「神経伝達物質」などといった言葉は，私たちの身体のなかのメカニズムを説明しているものであるが，目で見たことがないものであるので想像することが難しい。そこで，身体の中でどのような状態になっているのかをイラストや映像を用いて説明することが必要になる。

　これは，必ずしも医学用語に限ったことではない。たとえば，団塊の世代が2025年頃までに後期高齢者（75歳以上）に達する社会が訪れる「2025年問題」を理解する場合には，人口比率のピラミッドを示した図を見せるなど，学習内容を見やすくする工夫は社会事象を学習する際にも有効である。

〈関連する専門用語をセットにして伝える〉
　以上のように，専門用語は単語として記憶するものではなく，関連する情報とセットにして，一つの引き出しに整理してしまうことを学生に伝えることが必要である。たとえば，「シナプス」と聞いたら「神経系」，「2025年問題」と聞いたら「高齢者問題」というように，その用語が使用されるテーマのなかに専門用語を適切に位置づけることで，大量に流入してくる用語を体系的に理解することができるようになる。これは，専門用語を頭の中にマッピングするようなものであり，専門的に思考するために不可欠な「基礎・基本」であると考える。

第4章
学生がアクティブに学ぶための教員の指導技術

1 教材世界に誘い込む「導入」の工夫
2 「想像力」と結びつく「問い」をたてる
3 学習者の意見をひろい，つなぐ
4 課題解決過程を「見える化」する

|看護学校の実践紹介|　精神看護学「ケアの原則」【1年生後期】

1 教材世界に誘い込む「導入」の工夫

(1) 教室空間を日常から切断する「導入」

注1) 小・中学校の中には，時間を意識して行動できる児童生徒を育てるという目的で，あえてチャイムを鳴らさない学校もある。

　授業の始業チャイム[注1]が鳴り，教員が教室に入ってくると，多くの学生は授業が始まることを察して着席する。そして，出席を確認し，今日の学習事項が話され，「テキスト◯ページを開いてください」という声かけとともに穏やかに授業が開始される。

　大学や専門学校の多くの授業は，このような雰囲気で開始されていることだろう。しかし，はたして，時間がきて，教員が課題を伝え，テキストを開けばアクティブに学ぶ準備が整うのだろうか。第3章において授業づくりは「ドラマ」の制作と似ているところがあると指摘した。この点をふまえると，アクティブに学ぶためには授業の始まりに「ドラマチックな演出」があっても良いだろう。たとえば，衝撃的な事件やニュースの話題から授業をスタートし，学問的な興味を喚起するという方法も考えられる（表4.1参照）。

表4.1 「導入」の工夫と留意点

導入の工夫	学習上の効果	留意点
衝撃的な事件やニュースを話題にする	授業が世の中で起こっていることとつながっていると強く意識することができる	・授業内容と事件・ニュースが関連していることが重要。 ・衝撃が強すぎて恐怖や不安をあおりすぎないようにする。
クイズや疑似体験から授業を始める	難しい内容や抽象的なテーマのときに，楽しく授業が始められる	・楽しいだけで終わらないように，その後の授業との関連性を意識させる。

　穏やかに「今日の学習課題は……」というような授業の入り方ではなく，以上のような導入が効果的であるのは，「日常から断絶するきっかけ」を設定することが学習の動機になるからである。すなわち，学生が「今日はこの課題について学ぶ」と強く意識することができる強い衝撃や，日常の生活のなかではあまり考えたり，体験したことのないテーマと向き合うといった意図的な演出をすることが授業の「導入」である。

(2) 「違和感」を抱かせる授業づくり

　授業づくりと類似していると述べてきたドラマでは，必ずストーリーの最初のほうで何らかの事件や問題が発生し，それを主人公たちが協力して解決するべく活動をはじめることが多い。しかし，ドラマの中で発生した問題はすぐに解決されるものばかりではなく，試行錯誤や暗礁に乗り上げ，時間いっぱいまで解決が引き延ばされることも多いだろう。

　このようにドラマでは，乗り越えようにも乗り越えられない壁や，その壁を崩すきっかけがたくさん設定されている。こうした壁やそれを乗り越えるきっかけをあらかじめ用意しておくことが授業づくりでは大切である。具体的には，授業の「導入」で今日，学ぶべき内容に関連する事件や問題が示されたあと，それを解決するためのハードルや条件をそれとなく示し，「さあ，みんなで解決してみよう」というような授業展開が必要である。そのため，静かな，穏やかな雰囲気であったとしても，学生の心の中では「このままでは大変だ」「なんとかしなければ……」という気持ちにさせるような演出をすることが大切である。

　このように，学習が深まるためには，今の自分の知識や技術では解決し得ない問題に直面することが必要であり，決して「(穏やかな)安定した状態」なのではない。むしろ「(わかりそうでわからないといった)違和感」や「(何とか解決したいのだけどできないといった)居心地の悪さ」[注2]を演出することが効果的な授業の演出である。こうした中で指導者が解決過程をそれとなく示しながら，学生がその過程をたどりはじめると深い学びへと誘うことができるのである。

注2)　教育哲学の分野では，集団で学ぶということは，「自他の異質性」を確認したり，自らの「超越性を思い知らされたりする」経験が必要であると指摘されている（岡田敬司（2009）『人間形成にとって共同体とは何か――自律を育む他律の条件』．ミネルヴァ書房．p. 219）。

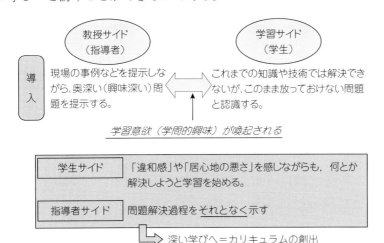

図4.1　違和感や居心地の悪さからカリキュラムを創出する

2 「想像力」と結びつく「問い」をたてる

(1) 表面的な学びと深い学び

「導入」で興味深い事例にふれ,いざ,考えてみようと思わせることに成功したら,授業は本題へと進んでいく。そして,アクティブ・ラーニングでは,授業の中で提示された問題・課題に対して,主体的・能動的に話し合ったり,活動して,自ら解決していくことが求められている。

そのため,教員が「こう考えれば良い」ということを講義の中で解説する時間を極力少なくし,「みんなで話し合って解決策を考えてごらん」というように進めていく授業展開が求められる。ただし,このように授業を進めても,いろいろなアイデア(課題解決の方策)が浮かんでくるわけではない。特に,看護や医学の初学者である看護学生は,あらゆる問題・課題に対して,ただ「話し合う」だけで,解決の方策を見出していくことができるとは到底,考えられない。

こうしたアクティブ・ラーニングの実践上の課題は,小・中学校でも同様に指摘されている。たとえば,深澤は集団での思考は,「解釈のちがい,根拠のある理解や推論をめぐる論争にならない」場合には,「合意の形成も必要ない」ので,「お互いの発言に耳を傾け,聴き合っているように見えて,実は何も理解していない」と指摘する。そして,そうした授業とならないようにするために,「読み取り方の違いが,交流される」ことが重要であり,そのためには「教材の特質」をふまえることが必要であると指摘している[注1]。

つまり,問題や課題が提示されて,学習者がそれを解決しようと思っても,そこに意見の対立が生まれないような課題であったら,鋭く話し合うことができず,結果として言語的に長けている人が優位に話し合いを進め,まとめてしまう。一方で,話し合い活動をリードできる人がいないグループでは,問題や課題の「解決方策」がどこかに書かれていないかと教科書や参考資料を読み,グループの結論を得ようとしてしまうことだろう。

これらの2つのグループは,どちらも問題・課題に対する解決方策を検討するために話し合い,一定の結論を得ているので,話し合い活動としては成立しているが,深く学んでいるとは言い難い状況である。

注1) 深澤広明(2010)「教材の特質をふまえた発問で教材を吟味する集団思考を」.『授業力&学級統率力』No. 003,明治図書. pp. 27-29.

(2) 学生の思考を深める「問い」を工夫する

それでは、どのようにすれば「深い学び」を実現することができるのだろうか。話し合い活動が表層的なもので終わるのか、問題や課題の本質（意味レベル）まで深く掘り下げることができるのか、これらの違いは教員による問題や課題の提示の仕方と関係がある。

すなわち、提示された問題や課題の解決策が「すでに決まっている」ものであり、「どこかに書かれている」と思われるようなものであれば、それは教科書を開いて答えを早く見つけ出したほうが良いだろう。一方で、提示された問題や課題が「答えのない問い」であることを理解し、「考えられる解決策はいろいろある」と学生が認識し、とにかく考えたことをグループで話してみようという気持ちになれば、多角的な意見交換ができる。そして、こうした話し合いの中で、「自分たちとしては、こういう方法が良いと判断した」という意思決定ができるようになるだろう。

このように、話し合いの深さは、「問い（発問）」[注2]によって異なってくるということを教員は自覚する必要がある。すなわち、定義などを確認させるだけであれば「教科書に何て書いてある？」と問えば良い（表層レベル）。しかし、問題の背景や原因に着目させながら、「どうしてこうなったのか説明してみて？」と問いかけてみたり（命題・説明レベル）、「あなたはこの状況がどういうインシデントにつながると思う？」と問えば（意味レベル）、教科書レベルの答えではすまないということを実感するだろう。

以上のように、学生に意味レベルで深く考えさせるために、教員は問いを工夫することが求められる。このためには、教員自信が授業の課題や教材を深く理解していなければならないことは言うまでもないことである。

筆者は、看護実践能力を高めることを目的にしている看護教育においては、教材の深い理解とは、「学問的知見と臨床現場との接点を見つけ出せる」ことではないかと考える。

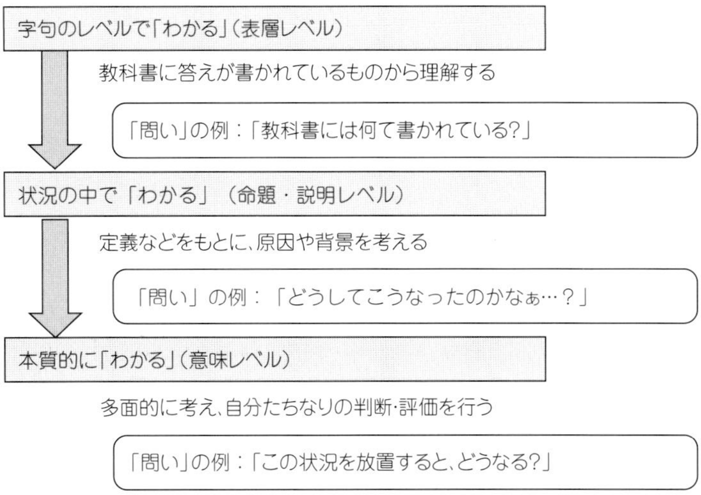

注2) 吉本（1986）は、「発問は、路傍で道を尋ねる質問とは違う」と述べた上で、発問と質問の違いを次のように整理している。すなわち、質問が知らないものが問うのに対し、発問は知っているもの（教員）が知らないもの（子ども）に発する問いを意味する」。そして、問いとは「無限定、無方向に問うのではなく、1点を指し続ける」ものであるので、「わからない」「できない」課題に対しても、発問によって「わかる」「できる」点と課題となっていることをつなぐ役割を果たすことができるものである。詳しくは、吉本均（1986）『授業をつくる教授学キーワード』明治図書. pp. 174-175を参照。

字句のレベルで「わかる」（表層レベル）
　教科書に答えが書かれているものから理解する
　「問い」の例：「教科書には何て書かれている？」

↓

状況の中で「わかる」（命題・説明レベル）
　定義などをもとに、原因や背景を考える
　「問い」の例：「どうしてこうなったのかなぁ…？」

↓

本質的に「わかる」（意味レベル）
　多面的に考え、自分たちなりの判断・評価を行う
　「問い」の例：「この状況を放置すると、どうなる？」

図4.2　学びの深まりと「問い」のレパートリー

3　学習者の意見をひろい，つなぐ

(1) 授業中の何気ない「ひとこと」を拾う

　授業で提示された問題や課題に対して話し合いをはじめると，さまざまな意見が飛び合い，授業は一時的にザワザワとした雰囲気になる。しかし，こうした雰囲気の中であれば，普段，みんなの前で指名して意見を求めても黙り続けてしまう学生が声を出して話し合いに参加できることがある。

　これが話し合い活動やアクティブ・ラーニングの効果である[注1]。すなわち，講義形式の授業のように，一方的に，黙って聞いているだけでは，授業で取り扱われている学習課題に対して，（たとえ，指名され，意見を求められたとしても）主体的・能動的に関わることのなかった学生が，アクティブ・ラーニングでは自分なりの考えを数名の友人に話す機会が生まれるのである。

　このように，学習というものは，「指導者からの問い」→「学習者からの答え」をただ繰り返していく活動ではなく，時にはグループで，雑多に，勝手に意見を出し合い，答えを見つけ出していくものである。その結果，答えが見つからずに迷宮入りしてしまうこともあるが，それを含めて学習プロセス（問題解決過程）であるとらえるべきであろう。

　これは，学生が授業中に「思いつき」を「つぶやく」という行為であっても，指導者やグループのメンバーがそれを拾いあげれば，学習の一部となり得るということを意味している。たとえば，議論が暗礁に乗り上げている話し合いのなかで，本人はなかば思いつきで，「～のようにしたらどうなるかなぁ……」となんとなくつぶやいたことがあったとする。しかし，その意見に対して「それ，やってみようか」というように取り上げられたら，その学生が解決の糸口を見つけ出すアイデアを出したことになる。

　一方，どうしてよいかわからないでいる学生が，他の学生（あるいは，他のグループ）のやり方を「チラ見」して，自分（たち）の思い込みや考え方を打開するきっかけにするということも話し合い活動の中では見られる。アクティブ・ラーニングを展開する教員は，こうした「つぶやき」や「チラ見」[注2]を有効に用いて，学生が学習課題を解決していけるように「指導」することが求められる。

注1）　小・中学校の話し合い活動の様子は，さまざまなところで紹介されている。佐藤学（2003）『教員たちの挑戦　授業を創る　学びが変わる』小学館などを参照。

注2）　期末試験や科学論文などを執筆する場合には，「チラ見」は不正行為となるが，アクティブ・ラーニングでは，「つぶやき」や「チラ見」は，他者からの影響を受けて自己を変化させていくために重要な学びの一過程であると考えられる。

(2) 接続語のある授業づくり

　以上のような，学習者の思いつきやつぶやき，あるいはチラ見などをクラス全体の学習過程と結びつけ，「みんなで学ぶ」という方向に発展させていくことを教育方法学では「接続語のある授業」と呼んでいる[注3]。小・中学校では，友だちの意見に続いて発言する場合には，「今の○○さんの意見と同じで……」とか，「今の，○○さんの答えとは違って……」などというように「つなぎ言葉（接続語）」をつけてから発言するように指導している教員もいる。

　ただし，こうした「つなぎ言葉（接続語）」を形式的に使用させることが大切なのではない。そうではなく，自分の考えたこととクラスで話し合われていることの間ににある共通点と相違点を意識しながら，話し合いに参加するということが大切なのである。つまり，複数の人が意見を出し合えば，完全に一致するということはあり得ず，「人と自分との違い」のなかで，「この点は共有できる」ということを見つけ出していくことが重要なのである。

　これは，看護学の領域でいえば，「○○病の基本的な治療方法について述べなさい」というような教科書的（定義的）な学習ではなく，「○○病の〜さんの看護はどうしたらよいか？」というような多義的な解釈が可能な問いの中で実現できる学びである。そして，誰かが絶対的な中心となっている人がいるわけではなく，つぶやいたり，チラ見したりしやすく，自由な意見を述べられる雰囲気の中で意見が混じり合い，クラスやグループのある程度の結論を見つけ出していく話し合いを展開することが看護実践の方法を深く考える学習となるのだと考える。

　このように，「状況の中で学ぶ」ことがアクティブ・ラーニングの原則である。そのため，こうした授業を展開する教員は，一義的に収束させられるような問題や課題を設定するのではなく，または，クラスやグループで出される結論を最終的に「一つ」に集約しようとするのではなく，あくまでも「多義的」「多面的」に考えることを促していく指導が必要である[注4]。そして，教員が授業で用いる「接続語」は，「こういう意見もあったけど，こういう意見もあり得るよね」というように，「並列」と「逆接」を意図的に組み合わせながら，学生の意見と授業内容を結び付ける役割を果たすものである。学生が話し合い，深く学ぶ授業というものは，こうした「接続語」の絡み合った授業の中で学生の思考が有意味ネットワークを形成するようなものであると考える。

注3）教員と子どもの一問一答の授業を乗り越えて，子どもたちが相互に接続詞でつながりながら問答を展開することを目指すことが授業であると考えられている。詳しくは，阿部好策ほか編（2006）『学級の教育力を生かす吉本均著作選集2　集団思考と学力形成』明治図書．pp. 109-118. 参照。

注4）状況的学習論を提唱しているレイヴらは，状況の中で学ぶということは，「一様な，一義的な『中心』とか，直線的に進む技能習得に帰着させない」と述べている。詳しくは，レイヴ／ウェンガー，佐伯胖訳（1993）『状況に埋め込まれた学習　正統的周辺参加』．産業図書．p. 11. を参照。

4　課題解決過程を「見える化」する

(1)　基本知識を定着させる必要性と指導の工夫

　アクティブ・ラーニングを展開すると，課題に対して主体的・能動的に考えるようになり，結果として知識を深く理解でき，社会の中で活用する力も身につくと考えられている。近年，こうした理論が主流になりつつあるが，このとき，初学者が身につけるべき極めて基本的な知識や技術がなければ深く考えたり，社会の中で活用できるようにならないことは言うまでもないことである。そのため，基本知識を定着させることと，それを活用することを同時並行的に指導していくことが，アクティブ・ラーニングの実践上の課題となる。

　逆に言うと，こうした両立がうまくできないまま，アクティブ・ラーニングが重要だからという理由で話し合い活動ばかり行ったのでは，基本知識が定着できていない学生（どちらかと言えば学習が苦手なグループの学生）は，学習に参加することが難しくなる。そもそもアクティブ・ラーニングは，学生が主体的・能動的に学ぶことを意図して進められているはずなのに，主体的・能動的な学習に参加できない学生が増えるといった矛盾した状況が生まれるのだとしたら，それは本末転倒である。

　こうしたアクティブ・ラーニングの落とし穴にはまらないようにするために，基本知識を授業の中でしっかり定着させることが重要であり，下図のような工夫をして授業を展開していくことが必要であると考える。

- 板書や配布プリントに課題と要点を記す
  - ●授業で習得させたい知識を板書やプリントを通して書き込ませる。
  - ●パッと見て，授業の要点がわかるように板書する（プリントを作成する）。

- 重要事項は授業中に確認する
  - ●重要な知識は繰り返し授業中に学生に質問し定着をはかる。
  - ●指導者が口頭で話すだけでなく，テキストを声に出して読ませる。

- 小テストを通して知識の定着をはかる
  - ●何回かに1回，授業の最初か最後の15分くらいを活用し，授業で学習した知識の定着具合をはかるために小テストを行う。
  - ●普段から小テストの準備を兼ねて，授業中に新規に登場した知識を整理してまとめておく（単語帳や用語集を各自に作成させる）ことも指導する。

図4.3　基本知識を定着させる工夫

(2) アクティブ・ラーニングをわかりやすく進めるワークシート

もちろん，基本知識が定着していれば，アクティブ・ラーニングに参加できるというわけではない。アクティブ・ラーニングでは，たとえば「あなたはこのような状況のとき，患者様にどのように説明しますか？」といった，答えが複数ある問いを投げかけるので，課題解決過程をある程度，イメージすることができないと基本知識のある学生でもどうしたらよいかがわからなくなることがある。

これは，知識がある／ない，ということが問題なのではなく，どのように考えたらよいかという問題である。こうした課題解決過程を想像できない学生には，ワークシートなどを作成して，見えにくい（理解しにくい）課題解決過程をイメージできるように工夫することが必要となる。

ワークシートとは，「学習活動（work：ワーク）」のための「印刷された紙（sheet：シート）」であるので，活動の枠組みが見てわかるように記載することが重要である。たとえば，筆者が看護学校で行っている教育学の授業では，病院で実際に聞いた話をもとに，下のような課題をグループで考える時間を設けている[注1]。このとき，事例を読んですぐに取り組める学生ばかりではないので，①「病院内で守らせるべき事項」と，②「小学生の興味や特徴」を整理させた上で，③のルール作りに取りかかれるようなワークシートをが有効である[注2]。

以上のように，ワークシートはアクティブ・ラーニングの「流れ」と「考えるべき視点」を「見える化（＝構造化）」するものであり，思考過程を生み出す一助となるように活用すべきである。

注1) この課題に取り組む前に，乳児期から青年期までの発達の特徴について講義して，小児看護学等で学習した知識を再確認している。

注2) ルール作りは単に発達に関する知識があれば考えられるというわけではなく，小学生を想像して解決策を思いつくかが重要である。そのため，この課題を解決するときには，必ずしも真面目な成績の良い学生ばかりが活躍できるというものでなく，さまざまな経験をしている人や遊び心をもっている人も活躍できると筆者は感じている。

小学生の発達段階の子どもへの指導
（病院内運転免許制度を考えてみよう）

【事例】ここ数ヶ月で小学校3年生と4年生の子どもが数名，下肢の手術のため入院してきました。手術をする箇所以外は元気な子どもたちで，何人かの子どもが病棟で車いすを乗り回して遊んでいます。元気なのはとても良いことなのですが，人や物にぶつかって怪我しそうで少し心配です。そこで，子どもたちに安全を意識して，楽しく車いすに乗ってもらえるように，病院内運転免許制度を作り，小学生にルールを守ってもらうことにしました。

①病院内で守ってもらう車いすの乗り方を整理する（例：スピードを抑える等）

②小学生が興味を持って学ぼうとする工夫を考える（例：仮免許の段階を作る等）

③具体的にどのようなルール（病院内運転免許制度）にしますか？

図4.4　グループワークを進めるためのワークシート（例）

看護学校の実践紹介

精神看護学「ケアの原則」

【1年生後期】

1 授業を構想するにあたって

　この単元は1年生の後期より開講される「精神看護学概論」30時間15回の11回目にあたるものである。1年生はこの科目で初めて精神看護にふれ，精神看護の基本概念や精神障がいと治療の歴史を学び，それに続く内容としてケアのための人間関係の講義を受ける。この単元を行う時期は入学して10ヵ月が過ぎた頃である。1月の基礎看護学実習Ⅰでは実際にひとりの患者さんを受け持たせていただき，「人と関わる」ということを体験している。

　この単元は「精神障がい者と関わるときのケアの原則」を学ぶことが目的であるが，授業ではケアの方法を理解することばかりでなく，「察する」「気持ちを受け取る」という，形で理解することの難しい要素も含んでいる。こうした点を含めたのは，「こんな時はこうする」といったマニュアル的な方法を習得しても，パターンの模倣とその繰り返しにしかならないのではないかと感じたからである。実際の看護場面では，方法を知るだけでは相手に合わせた行動はとれない。その時の状況を感じて表現する力を養うためには，学生が自分で感じて気づいて行動できるように，感性に訴える授業展開が必要だと考え，今回の授業を行った。

2 主な学習内容

1. 人としての尊厳を尊重する
2. 互いの境界をまもる
3. 現実検討をする
4. 応答性を保つ
5. 率直になること―自己一致とコンフロンテーション

3 単元のねらいと教材開発

　ケアの仕方は，その相手や状況に応じて異なるものであるが，精神障が

いや疾患をかかえた人をケアする際には，最低限ふまえておくべき原則がある。この単元では，それぞれの原則を理解することがねらいであるが，ただ方法として覚えるのではなく，なぜそのような関わりが必要なのかを学生自身が自分の感性を通して感じられ，そこから必要性の根拠を自ら見出していくことができるようにしたい。たとえば，精神障がいをもつ人とかかわるとき，相手を尊重して気持ちに寄り添うとはどうすることなのか，といった抽象的なことを「自分だったらどう感じるか」という視点を入口にして，一般的な内容につなげ「だからこのようにかかわる必要があるのか」と疑似体験から感じて理解できるように展開していきたい。

　このとき，「自分だったらどう感じるか」を入口にして展開していくが，自分の感じ方・受け取り方が相手と同じとは限らない。そのため，そのままで終わらせず，自分の中にある感じたこと考えたことを，相手に率直に伝え確認していくことで，相手の考えていることがわかるようになること，つまり自己一致させてかかわることの意味へとつなげることを単元のねらいとした。

　この単元を進めるにあたり，「ケアをする」ということを感じさせるために，意図的に患者さんとの援助場面を再現して学生に見せる必要があった。そのため最初はロールプレイングを考えていたが，今までの経験からロールプレイングはとても効果的な面がある一方で，その場のライブ感で良くも悪くもなることを痛感していた。これは教員の力不足からくる問題でもあるが，教員を相手に学生に役を演じてもらう場合は，前もって演じてくれる学生とも打ち合わせをしておかないと，本番で見ている学生に意図するものが伝わらない場合もある。

　そこでビデオ教材を作成しようと考えた。学生にとっては教員がビデオ教材の中で役を演じるというのも意外性をもって興味をそそるのではないかと考えたからである。しかし，他の教員に依頼するには業務に追われている現状を知っているだけに少し気がひけるところがあった。そこで考えたのは2年生の男子学生に依頼してみることであった。その時の2年生は1年生の時に担任をしていたこともあり，私にとってはどの学年よりも近い存在であった。しかし学生に依頼する理由はそれだけではなく，2年生は12月に2度目の3週間通して行う実習を終え，次は2月に3度目の実習を控えていた。その頃の2年生は実習に出ることで，患者さんとの関わりから悩みながらも多くのことを受け取れるようになってきていた。

　こうした理由から，2年生の男子学生2名に協力をお願いしたところ，快く出演を承諾してくれ，週末にシナリオを渡して週明けの月曜日の放課後に撮影してビデオ教材を完成させた。

4 学習指導案（略案）

【本時の指導目標】
　精神の健康障害に陥った対象への基本的看護として，人間関係を形成・発展させていくときのケアの原則を理解することができる。

【授業方法：自作のビデオ教材を使用】
　ビデオを見てもらい感じたことを発言してもらう。次にキーワードが書かれたマグネットを黒板に貼り，この言葉を意識するように伝えてからもう一度同じシーンを見せる。見終わったらワークシートに考えたことを記入してもらい発言してもらう。このパターンをテーマごとに行う。最後は患者の訴えだけで終わるシーンを見せる。ここでは今までに理解したことを使って患者の言葉を感じ取り，どのように応答するかについて，個々に考えをワークシートに記入してから近くの学生と意見交換してもらう。そして2名ほど指名して患者役の教員を相手に看護学生役を演じてもらうという方法で授業を進めた。

【ビデオ教材のシナリオ（1. の場面のみ掲載）】

1．人としての尊厳を尊重する
　精神科治療では強制入院もある→患者の意に反して制約や管理を受ける。
　　　　　　　　　　　　　　　↓
　　　　　誰かに世話されるということは，その人に依存するということ
　　　　　ケアする相手にノーと言いにくい。
　　　　つまり，ケアという行為には支配の側面があるということを自覚して，相手の意見や意思を確かめながらケアにあたることが大切。（説明と同意）

〈場面1：人としての尊厳を尊重する〉
今からビデオを見てもらいます。

状況：
● 自分が事故にあい骨折してベッド上安静となっている。
● 日常生活のすべてを他者に依頼しなくてはいけない状況
● 依頼したことはてきぱきと対応してくれるが，こちらからお願いしないとしてくれない。
● 看護師はナースコール対応でとても忙しそう。

【パターン1】
患　者：（ベッド上安静で過ごしている）
　「（独り言）何だか動けないってきついな～。ちょっとしたことでも頼まなくちゃいけないしな～」
　（色々考え事をしながらティッシュを取ろうとして，箱をベッドの下に落としてしまう）
　　「あっ，しまった！　看護師さん呼ばないといけないよね」
　（ナースコールを押して看護師を呼ぶ）
看護師：「田中さん，どうしましたか？」
患　者：「すみません。ティッシュの箱を床に落としてしまいました」と申し訳なさそうに言う。
看護師：「あら大変！（ティッシュの箱を拾い上げ枕元に戻しながら）どうぞ！　今はベッドから動けないので何かあって

も遠慮しないで呼んでくださいね」と言うが笑顔はない。
患　者：「はい，すみません。ありがとうございます」
看護師：（要件を済ませると足早に去る）
〜しばらくして〜
患　者：「（独り言）あ〜，トイレ行きたくなっちゃった。看護師さん呼ばなくちゃいけないけど，さっきお願いしたばかりだから気が引けるな〜。でも限界かも！」
　　　　（ナースコールを押す）
　　　　「すみません，トイレの小さい方お願いします」
看護師：「お待たせしてすみません。いま尿器当てますね」と言って手早く尿器を当てる。
　　　　「終わったら呼んでくださいね」と言ってカーテンをして立ち去る。言葉は丁寧だが笑顔はない。
病室の前をナースコール対応でバタバタと行き来している。（カメラの前を右左に行き来する）
患　者：ナースコールを押す。（ここは見えないが看護師が呼ばれた動きをして示す）
看護師：「はーい，お待たせしました」と言いながらカーテン内に入り，カーテンを開ける。
患　者：「お忙しい中，すみません。ありがとうございます」
看護師：「いいえ，気になさらないで呼んでくださいね」と言うが笑顔なく立ち去る。
〜しばらくして〜
患　者：「（独り言）何だか頭痛いな〜氷枕欲しいな〜」
看護師が病室の前をナースコール対応でバタバタしているのが見える。（看護師役がカメラの前を右左へと行き来する）
　　　　「（独り言）悪いからいいや。もう少し我慢しよう」
学生に感想を聞く。（ワークシート①に記入してもらう）ここで，キーワードを黒板に貼る。
キーワードを黒板に貼る〈①ケアという行為〉には〈②支配の側面がある〉
誰かに世話されるということはその人に依存するということ。ケアする相手にノーと言いにくい。ここを気にして見るように伝えてから次の映像を見せる。

【パターン２】
患者：（ベッド上安静で過ごしている）
　　「（独り言）何だか動けないってきついな〜。ちょっとしたことでも頼まなくちゃいけないしな〜」
　　（いろいろ考えごとをしながらティッシュを取ろうとして，箱をベッドの下に落としてしまう）
　　「あっ，しまった！　看護師さん呼ばないといけないよね」
　　（ナースコールを押して看護師を呼ぶ）
看護師：「田中さん，どうしましたか？」
患　者：「すみません。ティッシュの箱を床に落としてしまいました」と申し訳なさそうに言う。
看護師：「あら大変！（ティッシュの箱を拾い上げ枕元に戻しながら）どうぞ！　今はベッドから動けないので不便に感じるかと思いますが，何かあっても遠慮しないで呼んでくださいね」と笑顔で言う。
患　者：「はい，すみません。ありがとうございます」
看護師：「ちょっとした事でも自分でできないって辛いですよね。（ベッド周りを確認しながら）テレビのリモコンは大丈夫ですか？　時計は見えてますか？　おトイレは大丈夫ですか？」
　　　　（環境を見ながらながら患者に確認をする）
患　者：「いろいろありがとうございます。この際だからトイレはお願いしようかな。すみません。」
看護師：「はい，いま尿器持ってきますね。」
前回と比べて良いと思ったことをワークシート②に記入してもらう。
学生に前と比べていいなと思ったことを聞いてみる。
キーワードを黒板に貼る。〈③日常的な配慮〉が，〈④患者の尊厳を尊重〉することになる。
学生が考えたこととこのキーワードがつながるように説明する。

【授業展開】

	学習内容と活動	指導方法と留意点
導入 5分	説明を聴く。 ワークシートの確認	＊学習目的の説明【単元のねらい】 「行き当たりばったりではない，かかわりの方法の基本を理解して，『自分だったらどうするか』を入口にして疑似体験から体感して，精神看護における関わり方で，何が大切かを理解して欲しい」
展開1 10分	→ビデオを見る。 →感じたことをワークシート①に書き込む。 ●回答「もういいや」 →良いところをワークシート②に書き込む。	1．人としての尊厳を尊重する。 ●事例のビデオ①②を見せる。 　① 悪い例→ワークシート①に記入を指示 ●発問「患者は何と言ったと思いますか？」 ●キーワードを示す 　② 良い例→ワークシート②に記入を指示 　●まとめ
15分	→ビデオを見る。 →感じたことをワークシート③に書き込む。 ●回答「近すぎる」「緊張する」 →良いところをワークシート④に書き込む。	2．互いの境界を守る。 ●事例のビデオ③④を見せる。 　③ 悪い例→ワークシート③に記入を指示 ●感想を聞く ●キーワードを示し，もう一度視聴させる。 　④ 良い例→ワークシート④に記入を指示 　●まとめ
展開2 10分	→教員の説明を聞いてワークシートにまとめる。	3．現実検討をする。 ●ワークシートにあるキーワードの補足
展開3 20分	→ビデオを見る。 →感じたことをワークシート⑤に書き込む。 ●回答「何て言ったら良いか困る」 →良いところをワークシート⑥に書き込む。	4．応答性を保つ ●事例のビデオ⑤⑥⑦を見せる。 　⑤ 悪い例 発問「学生はどんなきもちだったのでしょうね？」 ●ワークシート⑤に記入を指示 ●キーワードを示し，もう一度視聴させる。 　⑥ 良い例→ワークシート⑥に記入を指示 　●まとめ
25分	→ビデオを見る。 →感じたことをワークシート⑦に書き込む。となりの学生と相談 →自分が感じたことをそのまま伝えられるか，言えないか。	5．自己一致 ●事例ビデオ⑧を見せる。キーワードを示し，もう一度視聴させる。 ●自分ならどう関わるかを考えさせ，ワークシート⑦に記入を指示。（時間は10分間） ●学生を指名してどう関わるかをロールプレイング
まとめ 5分	説明を聴き，ワークシートにまとめる。	●ロールプレイングを見て感じたことを⑦に記入指示する。→全体を通して考えて欲しいこと，今回は「自己一致」／うわべの優しさや励ましよりも，看護師の率直な言葉に込められた誠実さが，患者の率直な表出を促進する。ただし，それは何でも感じたまま表現することではない。

5 授業の振り返りと今後の課題

　ビデオ教材を制作する過程で驚いたことがある。それは前もってシナリオを渡し，覚えてきてもらったのであるが，シナリオの大筋は変えることなく，言葉は学生の感性で自分が言いやすい表現や言い回しになっていたことである。それにより私はこの学生が本当にケアしているかのような錯覚に陥った。学生も適切な対応ができるシーン・失敗をするシーンなど演技しながら「そういえば1年生の時にこんなのやりましたね」「今だからわかるな」などと言いながら自分自身の体験を思い出している様子もうかがえた。これは憶測であるが，学生はビデオ教材の作成のとき，自分の実習体験と重ね合わせてシーンに込められた意味を感性で受け取り反芻していたのかもしれない。

　また，2年生が出演して完成したビデオ教材を1年生が見ることにも意味があるように思う。本校はもともと学年を超えて全学年での交流が盛んな学校である。身近な存在である先輩が授業のビデオ教材に出演しているだけで興味をそそると思うが，画面の中で先輩が実習場面の再現として，患者さんとのやり取りをしているシーンを見ることは，実際に実習で頑張っている先輩を想像させ，また自分たちも来年にはこんなことができるようになるんだ，という未来予測にもつながるのではないかと考えた。

　患者さんとの関わりに潜んでいるものを理解するには，文字で読むだけや言葉で聞くだけでは限界があると考え，今回ビデオ教材を作って授業を行った。この授業は，1年生として初めて患者さんを受け持つ実習を終えたばかりという時期に行われたこともあり，学生は実習で感じたコミュニケーションの実感を，良くも悪くもこの授業を通して思い起こされ，再現されて再体験していた。この授業を受けた学生からは，次のような感想が寄せられた。

　　実習で患者さんとコミュニケーションを行ったことで精神について改めて考えさせられました。患者さんの心に寄り添ったコミュニケーションの説明がとてもわかりやすかったです。ぜひまた実習前に聞いてみたいです。

　　実習の時に患者さんと接して感じたこと，思ったことがそのまま出ていた授業で，聞いていて心にグサッとくる授業でした。

今までならなんとなくで過ぎてしまうテーマも，学生自身が実習という体験を通して感じたことをこの授業の場でも活かしていた様子も見られた。実習から授業へ，そして実習へと往還することを願うものである。

　反省点として，授業内容が少し盛りだくさんであったことが挙げられる。また，キーワードに注目させるために前もってキーワードを記入したマグネットボードを使用した。しかし黒板にどのように貼るかまでの考えがなく，途中でキーワード同士を関連させて関連図のようにつなぐなど試してみたが，ここはキーワードを関連図でまとめて終了した方が，学生の理解の整理に役立つと考えた。

　余談だが，このビデオ教材は基礎看護学の単元「コミュニケーション」でも使える場面があり，次の年度には，1年生の授業にも使用した。現在の1年生は出演している先輩とは入れ替わりの入学であるため面識はない。しかし，先輩が協力して製作されたことを知ると，また新たにビデオ教材を作る時は自分たちも協力したいとの申し出があった。「人に関心を持って寄り添うことのできる人になってもらいたい」。このねがいが学生の中にしっかり根付いていることを感じられる瞬間であった。

（田中芳雄）

第5章
グループワークを通して実践力を身につける

1 技術はどのようにして習得できるのか？
2 「演習」を通して現場を想像する力を育てる
3 リフレクションを通して多角的なものの見方・考え方を学ぶ
4 アクティブ・ラーニングを支える学習観の転換

看護学校の実践紹介　基礎看護学（演習）日常生活の援助技術「自分の身体を知ろう」【1年生前期】

1 技術はどのようにして習得できるのか？

(1) 実践力の基盤にある「あそび」の重要性

　アクティブ・ラーニング時代の専門職養成を考えるとき，単に知識を理解するだけではなく，それを実際場面で活用したり，応用するといった，いわゆる「実践力」が求められる。昨今，看護師養成でも，「看護実践能力」と称して現場で生きて働く力の育成が求められるようになってきた。

　これは，大学や専門学校といった高等教育機関において，「技術」や「演習」の授業を重視するようになったことと関係がある。一世代前の専門職養成では，技術的な能力は実習や就職してから身につけるものだと考え，大学や専門学校ではもっぱら「理論」を勉強していたことだろう。小・中学校の教員を養成する教育学部でも，大学1年生のときから教育現場に出入りして，実際の教員の授業を参観する科目が立てられるようになったのは最近のことである[注1]。

　こうした動向に呼応して，近年では実践的能力を身につけるべく，技術や演習の授業が重視されるようになってきた。コンピテンシーの育成が求められる時代であるので，こうした近年の傾向は必然の流れであると考えられるが，ここで気をつけなければならないことは，従来の大学や専門学校の特徴であった「理論志向」と「教え主義」的性格から抜け出せないまま「技術」や「演習」を行っていないかという点である。

　技術や演習というものは，ちょっとした「コツ（技術）」や，「状況なかで判断する（演習）」ことが求められるので，理論を学ぶだけでは，あるいは「教え込む」という方法では身につけることは難しい。もっと，「こんなふうにやってみたらどうなるのかなぁ」というような「あそび（心）」や試行錯誤が重要なのである。

　ここで，「あそび」と平仮名で表記したのは，単におもちゃで遊ぶ（playする）ということではなく，「ゆとりがある」なかで，「思いつくままにやってみる」という意味を含んでいる。そして，「できた」「できない」に二分されない，「何となくできる」とか，「少しずつわかるようになった」など，時間や空間の間を行きつ戻りつしながら少しずつ変化・発展していく様子を意識している。筆者は，技術や思考力の深まりもこうしたプロセスを大切にするべきであると考えている。

注1) 筆者が所属する大学では，現在では入学後の早い時期から教育実践研究や教育実地研究入門といった名称の科目が立てられており，1年生のうちから教育現場の様子を観察する機会が用意されている。

(2)「技術」は失敗と試行錯誤の繰り返し

　具体的に技術指導のなかに「あそび」的な要素を加えるということがどういうことであるのかを考えてみよう。たとえば，包帯を巻く技術を学ぶ授業では，以下のような留意点と手順が示され，ビデオや教員の実演を見た上で，「実際にやってみる」というように進展していくことが多いだろう。

包帯を巻くときに留意すること
　●目的・部位に適した材質・幅・長さの包帯を選ぶ。
　●患部を清潔にしてから包帯を巻く。
　●血液の循環に障害が起きないように巻く。
包帯の巻き方
　〜法：手順①…　②…　③…
　〜法：手順①…　②…　③…

　しかし，このように「包帯の巻き方」を習うだけで，すぐにうまく巻けるようになる学生ばかりではない。実際には，「それなりに巻けてはいるが，少し緩んでいる感じがする」というように，「できている」ような「できていない」ような状態の学生が多いと考えられる。こうした学生に対しては，技術を熟練させるために「回数をこなす」ことも大切である。

　一方で，たくさん練習をしても，いつまでたっても「緩んだ」巻き方になってしまう学生もいるだろう。こうした学生に対しては，練習回数を2倍，3倍と増やしても，おそらくあまり変化は見込めない。特に，こうした学生に対しては図5.1のように学生を指導してもあまり効果がないことが多い。それどころか「どうしたらよいか」という思考と結びつけることなく，厳しく叱責するだけでは，苦手意識を植え付けるだけであり，逆効果となることもある。

　こうした学生への指導で大切なことは，「失敗」をどのように見つめさせ，自分のやり方を改善する視点をもたせるかということである。つまり，「理想的な状態」をイメージさせながら，「自分の技術」を重ね合わせることが指導の中心となる[注2]。このとき，技術演習のときの様子をビデオに撮って，見るというような方法も有効である。

「何度やったらわかるの。」
「良く見なさい。」
「できるまで繰り返し練習しなさい。」

図5.1　技術指導のタブー

注2　熟練した職人が「技術（わざ）」を習得する過程については，生田久美子（1987）『「わざ」から知る』東京大学出版会．などを参照。

(3) 「技術」習得の基盤にある「あこがれ」と「美しさ」

　もちろん，上手な技術と自分の技術を「ただ見比べる」というだけでは，「ちゃんと見なさい」と言っているだけの指導と何も変わらない。こうした点を打開するために，「あこがれ」をもつということが重要になる。包帯法の授業でいえば，上手な人の技術をみて「自分もあの人のようになりたい」という意識をもたせたり，「どんなふうに包帯を巻くと気持ちが良いか？」を語らせることが大切である。

　少し抽象的な言い方をすれば，誰が見ても「この人の技術は上手い」と思うものには，どこかに「美しさ」や「こだわり」があるものである。そうした「美しさ」や「こだわり」（職人技と呼ばれるようなもの）は，うまくできる人であっても言葉にして語れないことも多い[注3]。そのため，技術指導をする指導者は，学生に高度な技術を見せられることも大切であるが，その一方で，上手な技術を有する人の技術のどこがすごいのか（美しい／こだわっていること）を語れる力も求められる。

　たとえば，病院で働いている熟練技術をもった看護師が何気なくやっている技術を見ている学生にそっと横から「今の看護のやりかた，見た？〜のように工夫していたでしょ」など，熟練看護師の技術の高さを解説することができれば，学生はあこがれの気持ちを抱くことだろう。こうした学生の「へぇ」「なるほど」という体験はいずれ理想的な技術のイメージとなって残り，自分の今の技術をどのように向上させれば良いかを考える基礎となる。

　このように，技術指導は暗黙のうちに行っている行動をどのように自覚させるかが大切であり，それに気づかせる指導を行うことが看護教員の仕事である。

注3) こうした本人も自覚していない知識を「暗黙知」と呼ぶ。暗黙知を専門家の智恵として研究の俎上に挙げた人としてショーン（Schön, D.）がいるが，ショーンは，「有能な実践者は日々の実践の中で，適切な判断基準を言葉で説明できないまま，無数もの判断をおこなっており，規則や手続きの説明ができないまま，自分の技能を実演している。研究に裏打ちされた理論と技能を意識的に用いているときでも，有能な実践者は暗黙の認識や判断，また熟練したふるまいに頼っている」と指摘している。詳しくは，Schön, D., 1983, *The Reflective Practitioner: How Professionals Think in Action*. Basic Books.（邦訳：柳沢昌一・三輪健二訳（2007）『省察的実践とは何か——プロフェッショナルの行為と思考』．鳳書房．）を参照。

〈技術向上の視点を見つけ出す指導〉

技術指導場面	上手い技術を見せる方法	解説のポイント
包帯の巻き方	・教員の高い技術を示す。 ・病院で技術を見せる ・学生のなかで技術の上手い人をみんなでみる 　　　　　　　　　など	
採血の方法		

「ただ見る」だけでなく，「見る視点」を決めてみると自分の技術との違いに気づきやすい。

「あこがれ」をもたせるようにポイントを解説すると自分を変えようとするきっかけとなる。

2 「演習」を通して現場を想像する力を育てる

(1) 演習を通して想像力を育てる

「技術」というものは，手順を踏んで「できる」ようになるというだけでは不十分であり，相手の状況に応じて調整をしなければならない。

たとえば，90分の授業で下図のような演習を行ったとする[注1]。この授業のミッションはメタボリックシンドロームとはどのような状態で，生活をどのように改善していく必要があるのかという点を患者が理解できるように話す技量を身につけるために，紙芝居にしてまとめるというものである。画用紙を3～4枚渡し，60分程度で完成させなさいという制約をつけると，大まかな構成はどのグループもだいたい同じになる[注2]。

しかし，具体的な内容はグループによって異なる。たとえば，紙芝居の1枚目にはどのグループも「メタボリックシンドロームの状態」を書くだろうが，「内臓脂肪型肥満」の状態をイメージできるように腹部の絵を描いて説明しようとするグループもあれば，定義を中心にメタボリックシンドロームの主な症状などを言葉で説明するグループもあるだろう。これらはどちらが正しいというものがあるわけではなく，患者から見てどちらがわかりやすいかを考えながら，自分たちで評価しあうことが必要である。

このように，演習はただみんなで協力して作業を進めればよいのではなく，与えられたミッションを遂行する中で，患者を意識し，グループのメンバーの考えや意見を混ぜ合わせ，相手に伝える（表現する）にはどうすればよいかを熟考・評価する授業を展開することが重要である。

注1) 演習課題は基礎的知識を活用・応用するものであるので，この演習を行う前に関連する基礎的な知識は学習していることが前提である。

科目名：専門分野Ⅱ　成人看護学
　　　　（消化・代謝機能に障害のある成人の看護）
時　期：2年前期

【ミッション】メタボリックシンドロームの状態と生活改善の方法を患者に説明するための紙芝居を作れ！

グループ：40人のクラスを4～5人ずつに分ける。
準備物：各班に画用紙4枚とマジック（8色）を配布する。

グループワークの進め方：
　① 課題を説明する（5分）
　② 紙芝居の構成や内容をグループで話し合う（15分）
　③ 3枚～4枚の紙芝居をグループで作成する（50分）
　④ 紙芝居を隣の班と発表し合う（10分）
　⑤ 教員からの総合評価を話し，まとめる（10分）

図5.2　90分授業での演習課題例

注2) 90分の授業の中でパンフレットを完成させるのであれば，「構成・内容を検討する時間が約15分」「画用紙に書き込む時間が50分程度」というように，大まかな時間配分を示し，ある程度，構成が決まってくる演習課題を設定する必要がある。

(2) 集団のなかで表現方法のレパートリーを増やす

　効率的に学習を進めていくという観点から考えると、前のページに紹介したようなグループワークをわざわざさせて時間を使うのはもったいないと思う人もいるだろう。確かに、教科書の内容を要約して画用紙に書くという作業をさせるだけであれば、家でやる「宿題」とすれば良い。

　しかし、グループで行う演習にはわざわざ時間をかけて行う意味と価値がある。それは、「異質な他者」と協同的に活動することで、それまで自分の中にはなかった価値観や考え方が生まれることである。つまり、個人ワークだけだと、固定的な価値観や考え方から抜け出すことはできないが、グループで話し合うことで、それまでの自己の認識はゆらぎ、新たな構造変化をもたらす可能性が出てくるのである。

　たとえば、文字の大きさや色の使い方といった、ささいな違いで話し合っているグループがあったとする。ある学生が画用紙に文字を書き込もうとしたときに、「その言い方はわかりにくい」と指摘されれば、自分のやり方をいったん留保せざるを得なくなる。分担して紙芝居を作る場合には、1枚目と2枚目の表現のしかたが大きく違っていたら、「どちらに合わせるか調整する」ことが必要となり、話し合わなければならなくなる。こうした「ちょっとしたぶつかり合い」[注3]を経て、それを見る人を考慮した資料を作り上げることができるのだろう[注4]。

　これが、わざわざ時間を割いてグループで演習をする意味である。すなわち、自分の中にあった固定的な価値が他者と交流する中で少しずつ変化し、一つの資料を作りあげる過程で社会の一般的な価値へと変化していくということがグループワークではできるのである。そのため、意見が対立しているグループほど学習していると見ることもできる。

　このように考えると、教員の役割は、演習課題を与えて作業を進めているかどうかを見回ることではなく、グループ内の「ちょっとしたぶつかり合い」はむしろ奨励し、どっちの表現のほうがわかりやすいかを話し合わせることであると考える。学生は、こうした「他者との意見の違い（ちょっとしたぶつかりあい）」の中で、新しい考え方にふれ、個人ワークでは得られなかった「新しい表現方法」を身につけ、社会的場面を想像しながら実践する力を身につけていくのだと考える。

注3）この点については、幼児が遊び方をめぐって対立し、時々けんかをしながら遊び方のルールが出来上がっていくプロセスと基本的に同じである。

4）高齢者に見せる資料であれば、白内障などへの配慮や色のコントラストがはっきり見えるようにするなど、ユニバーサルデザインの知識をいかした資料作りをすることなども大切である。

3 リフレクションを通して多角的なものの見方・考え方を学ぶ

(1) リフレクションとは「もう一人の自分」を育てること

アクティブ・ラーニングでは「リフレクション」が重要であると考えられている[注1]。看護教育においても，授業の中で，ある事例を取り上げて，「あなたならどのように対応しますか？」と問うことは，「能動的・主体的にどのように行動するか」を考えるばかりでなく，「その事例は今，どのような状態にあるのか」「問題はどのような理由から生じているのか」という点を想像し，患者と看護師の関係性をリフレクションする専門的力量を育てることになる。

これは，専門職であれば，その場で生じる感情にまかせてふるまうのではなく，冷静に考える力を備えておくことでもある。すなわち，自己の中に「もう一人の自分」を立ち上げて，「こうしたらうまくいくだろうか」「こんなふうに言えば患者さんは受け入れてくれるだろうか」と考える力が「リフレクションの力（省察力）」である（図5.3参照）。ヴィゴツキーはこうした力を「高次精神機能」と呼び，人間が理性的に行動するために重要な機能の一つであると考えた[注2]。

それでは，「もう一人の自分」はどのようにして育つのだろうか。発達心理学の領域では，「虚構」場面での遊びが想像世界の発達に重要であると指摘されてきたが[注3]，事例を通してリフレクションすることは，まさに虚構場面で対応する方法を考えることであり，ある意味で「遊び」的要素が含まれた自由な思考の中で育つものであると考える。

注1) 教師教育研究では，熟練教員へと成長する過程で「仲間と語ることや後輩教員へ助言することを通して自らの実践を省察する新しい視点を見出したり，子どもや学級の様子の異なる側面が見えてきたりする経験」をもっている人が多くいると指摘されている（藤江康彦（2006）「授業をつくる」．秋田喜代美・佐藤学編著『新しい時代の教職入門』．有斐閣アルマ．p.4参照）。

注2) ヴィゴツキー著・柴田義松監訳（2005）『文化的－歴史的精神発達の理論』学文社．参照。

注3) 高橋たまき（1993）『子どものふり遊びの世界 現実世界と想像世界の発達』ブレーン出版．／ヴィゴツキー・レオンチェフ・エリコニン；神谷栄司訳（1989）ごっこ遊びの世界－虚構場面の創造と乳幼児の発達．法政出版．などを参照。

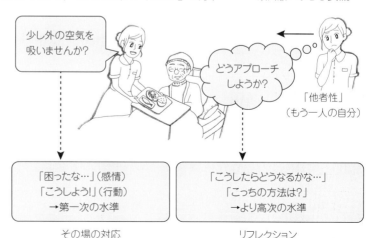

図5.3 リフレクションとは「もう一人の自分」を立ち上げること

(2) 「多角的なものの見方・考え方」を指導する

　もちろん，「あなたならどうするか？」と考えさせればリフレクションの力が自然と育つというわけではない。特に，学生が話し合っている間に教員が割り込み，「このような対応ではうまくいかない」とか，「この事例はこうするべき」と口をはさむような指導は，「もう一人の自分」を立ち上げる前に「先生はどうしてほしいのか？」と考えるようになり，リフレクションの力は育たない。

　そうではなく，学生が自ら「もう一人の自分」を立ち上げ，事例に対して「どうアプローチしようか？」と考えるためには，「ものごとを多角的に見つめる」ように指導することが必要である。たとえば，患者と看護師の意思疎通がとれていない事例を読み，どのように関係を打開していくかを考える演習課題が与えられたとする。このときに，まず，「今，何が起こっているか」「それがなぜ生じたか」「次に同じことが起こったときどうすればよいか」というように，状況を整理して考えさせることでリフレクションの力は育つと考えられている。

　加えて，どうしてよいかわからない状況におかれて不安な気持ちになる看護師（自分）とそのときの患者の気持ちの両面を検討すれば，困ったときや不安になったときに自分の感情をコントロールしながら，患者に配慮することができるようになるだろう。

　このように，「多角的なものの見方・考え方」ができるようになることがリフレクションの指導では大切である。つまり，「もう一人の自分」を育てるリフレクションの指導は，単なる「反省会」とは違い，苦労した経験をもとに，その中で困ったことや，うまくいかなかったときの気持ちを素直に語り合い，実践を想像する時間を共有することこそがリフレクションの指導である。

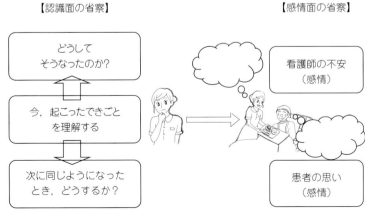

図5.4　多角的に振り返る視点

(3) 感情を突き刺す場面と思考の変化

　リフレクションを通して感情的側面に目を向けることが重要であると指摘すると,「そのときどのような気持ちだった？」と尋ねれば良いと考えがちであるが,そうではない。筆者が指摘したいことは,患者の気持ちを認識的にとらえることばかりではなく,事例を通して,ワクワクしたり,ハラハラしたりする場面や状況の中で「自分だったらどうするか？」と,当事者意識をもって想像することが大切だということである。

　たとえば,演劇のシナリオ風に学生に事例を示し,対応方法を考えさせたらどうだろうか（下のシナリオ参照）[注4]。このように学生に深く考えさせ,自分の思考を変革させなければならないと強く感じる事例を示す際には,感情を突き刺すような場面を提示することが重要となる。

　もちろん,実際の実習でも,患者から心ない一言を言われて傷つき,それが自分を変革するきっかけになることはある。そのため,実習場面を取り上げてリフレクションするという方法も可能だが,そうした場面では,学生は心理的に追い込まれ,不安の感情のほうが優先し,「もう一人の自分」を立ち上げ,考えることができなくなってしまうことも多いだろう。そこで,感情をゆさぶる事例を通して,その事例の世界（虚構空間）の中で不安な自分とそれでも関わり続けなければならない自分とをしっかりと想像する演習を看護学校で採り上げることが必要なのだと考える。

注4）この事例は池西静江先生から提供された「在宅看護概論の学習指導案」の事例資料を抜粋したものである。

訪問看護場面1　［在宅療養を開始して1カ月が経過した暑い夏の日］
看護師：「あのう,入浴させてあげたいなと思うのですが……」
　嫁　：「エー,誰がですか？」作業していた手を休めて大声でいう。
看護師：「いえ,私たち2人いますので,私たちで入れて差し上げられたら……」
　嫁　：「いえ,困ります。狭いし,掃除も大変だし,風邪を引かれても困るし……」
と一気に畳みかけるように言う。
看護師：「そうですね。後片付けも大変ですね」
　嫁　：「私が義母の垢が受け入れられたらいいんですが……」と表情を変えずにいう。
看護師：「……」
　嫁　：「シーツを換えるときは私が我慢すれば済むんですが,でも第一,この人お風呂嫌いです」
看護師：「わかりました。ただ,2人いますので,お風呂に入れてあげられるかなあと思っただけなんです」
　嫁　：「すみません。せっかく言っていただいたのに。でもこれから先のことも考えないと……,ずっとみるつもりではいますから……」
看護師：「こちらこそすみません。大変なこともわからずに……」
その後,介護の心理的負担を訴え,9月上旬には週4回のデイサービスを希望する。そして,9月16日から週4回のデイサービスが開始される。

4 アクティブ・ラーニングを支える学習観の転換

(1) 従来の能力形成モデルから抜け出す

本章では、看護実践能力を育てるグループワークの方法について、「技術」「演習」「リフレクション」という視点から検討してきた。これらに共通することは、ねらいを意識し、話し合い、振り返れば実践能力が身に付くのではなく、従来型の能力形成モデルを超える実践を展開することが必要だということである。

具体的には、個人や集団が衝撃的な出来事と遭遇し（教室空間にファンタジーを生み出し）、どうしてよいかわからないなかでも「とりあえずやってみること（試行錯誤）」や、自分とは意見の異なる人とあえて話してみて、新しい考え方や価値観と出会うことを大切にするというものであった。そうしたなかで、自分がどう変わらなければならないかを認識的に整理しつつ、実際の現場で揺れる気持ちをどのようにコントロールするかという点についても考え、今の自分をほんの少しだけ変えて現実でふるまうことができるようになっていくといった成長を学生に求めるものであった。

そのため、授業の中でグループワークを多く取り入れることが必要となるのである。すなわち、自分と違う考えの人がいるからこそ、新しい自分を見つけることができ、集団があるからこそ、自己コントロールの方法を見つけ出していくことができるのである。このように、アクティブ・ラーニング時代の学習は自分が常識としてとらえてきた現実を集団活動の中で広げ、改変していくというものであり、偶然や試行錯誤、他者との交流があるからこそ、新しい（実践的）能力が育つのだと考える[注1]。こうしたアクティブ・ラーニング時代の能力形成モデルを図示すると図5.5のようになる。

注1) こうした学習のとらえ方を「拡張的学習論」と呼ぶ。山住勝広・山住勝利・蓮見二郎（2013）『ノットワークする活動理論——チームから結び目へ』．新曜社．を参照。

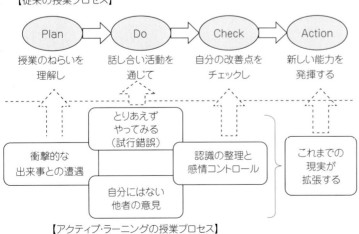

図5.5 アクティブ・ラーニング時代の能力形成のプロセス

(2) 身体・感覚をベースにした「学習観」への転換

　こうした能力形成モデルは認識ベースであった従来型の学習から抜け出し，身体・感覚を含めた学習へと変化させていかなければならないということを意味している。たとえば，事例を読んで実践方法を検討する場合にも，「患者の気持ちを考え，話し合う」といった認識ベースの学習だけではなく，当事者の手記を読んだり，教員が実際の現場で出会った患者の言葉を紹介したりというように，身体的・感覚的に「実感」する要素を多く含んだ授業を展開することが必要である。

　また，事例に対する対応を自分たちで考えて，まとめて発表するなどといったアクティブ・ラーニングにおいても，教科書的なまとめをするグループよりも，多少，論理的な整合性がなくても，看護実践の根底にある哲学や価値にふれるような「熱い話」をしていたグループのほうが後々，成長するということもある。少しファンタジックな言い方をすれば，看護実践の奥にある美的なものを大切にして話し合えるかどうかが，技術やリフレクションを深められるということである。

　これは，「技術」というものを「アート（art）」として考えるということと結びつく。すなわち，看護技術は，「マシーン（機械：machine）」のようにできることを目指すのではなく，アーティストになることを目指すべきである。確かな技術の奥には「哲学（看護観）」や「歴史（経験の蓄積）」があり，芸術的な（アートな）技術は，人を励まし，人を感動させるのである。看護学生の技術や演習の中で用いる思考力は，十分な哲学や歴史に裏打ちされたものではないかもしれないが，だからこそ，一つ一つの技術や事例の奥にある哲学や歴史を看護教員が「美しく」語ることが重要なのだと考える。

　以上のように，アクティブ・ラーニング時代の学習では，およそ20世紀の教育では，非科学的と言われて排除されてきた側面を前面に押し出すことが求められている。筆者を含めて20世紀の教育を受けてきた教員は，21世紀にはこうした学習観が求められているということを強く自覚しながら授業をつくり，学生指導をすすめる必要がある。

　このことは，自らが受けてきた教育方法にもとづき学習するのではなく，むしろそれを批判的に振り返りながら，新しい学習方法を模索し，授業を展開していくことが求められているということである。つまり，アクティブ・ラーニングの実践展開において，教員は従来からの学習観を転換することが求められていると考える。

[看護学校の実践紹介]

基礎看護学（演習）日常生活の援助技術「自分の身体を知ろう」

【1年生前期】

1 「自分の身体」を教材にした授業

　看護実践は，看護師の身体を駆使して行われる。日常生活援助及び診療援助技術についても同じである。たとえば，体位変換，清拭，寝衣交換も看護師の身体を介して患者とやり取りをすることで看護が成立する。ナイチンゲールの言うように，看護師は患者の自然治癒力を妨げないように，自然治癒力が最大となるように働きかける必要がある。そして，そのためには，患者の状況を看護師は身体を通して感じ，理解して患者の状況に応えることが重要である。つまり，応答力を身につけることが大切であることを意味している。

　現代の若者は不器用であるといわれて久しい。そこで今年から「身体」に注目して，看護技術教育をとらえる必要があると考え，「自分の身体を知ろう」という単元を基礎看護技術の科目の中に4時間（2コマ）設けることにした。

　この授業の目的は，自らの身体を知り，患者への応答性を高めることである。たとえば，私たちが道路で車が走ってくるのを避ける際に，意識に上るより先に無意識のうちに身体が動いていることがあるが，こうした「応答性」を高め，さまざまな看護場面で活用できるようになることをねらっている。

　これまでの看護学校の授業では，清拭の援助技術を学生に教えるときには，学生は「手順書」と呼ばれるものを作成し，その手順をしっかりと頭に入れ，清拭援助技術ができるように指導してきた。しかし，そうした授業では，患者役と看護師役に分かれて演習に取り組んでも，学生たちは自分で作成してきた「手順書」に目をやるばかりで，次に実施すべき内容を確認しながら行うことしかしていないケースも多かった。

　また，グループによっては手順書を読む人をもうけるなど，（指示してもいない）役割分担ができ，一人が手順書を読み，看護師役の人がその読まれた内容に基づいて実施するというようなグループもあった。このような技術演習では，患者の状況を感じながら，応答性を高めることはできないのではないかと考えるようになった。

　これは，技術というものは理屈がわかれば，あるいは根拠を認識できれ

ば対象に応じた援助ができるようになるのであろうか，という疑問と結びつく。こうした疑問が授業者の中には，長年あった。そこで，紙屋氏が提唱する「自然な身体の動き」を取り入れた体位変換の方法やキネステティクあるいは動作法などを学び，さらに高橋氏の『からだ——気づき学びの人間学』などを参考にしながら，この授業を進めてみようと考えた。

2　実際の授業展開

(1)　看護技術のなかで身体はどのように使われているのかを知る。
　まず，看護技術を習得するためには，「身体の動きを知る必要がある」ということを学生に理解してもらうために，次のような動きを学生にしてもらうところから授業をはじめる。

> **活動 1)**「目の前に溝があると想定してください。溝の幅は自分で想定してください。その溝を飛び越えてください。」
> 　　(学生はジャンプする)
> 「自分の想定した溝は飛び越えられましたか？」
> 「では，溝を飛び越えるために，自分の身体はどのように動きましたか？」

　このように，自分で動いてみた上で，身体の動きについて振り返らせると，学生は，しばらく考え，「膝を曲げた」「足で地面を蹴った」「片足に重心を乗せた」などと考えて答える。この後，「では，飛び越えようとしたときに，膝を何度の角度に曲げましたか？」「大腿四頭筋を収縮させて」などと，考えてから飛び越えましたか？」と問いかける。このように，意識していないことでも，身体は反応し，動いていることを自覚させ，「患者の状況にあわせて，私たちは身体が応答している」ことや「『技術が身につく』ということは，頭で考えてから行動するのとは異なり，無意識のうちに身体が感じ，判断し動く」ものであるということを確認する。
　もちろん，自分の身体を使って，「患者にこうしたい」と思ったことが，最初からうまくできるわけではないので，まず，自分の身体を知り，身につくまで練習することが必要であると話すようにしている。

(2)　自分の身体を知る。
　次に，自分の身体の動きについて意識してもらうために，次のような活動を行う。

活動 2) まず,目をつむって足をそろえてまっすぐに立ってください。そのまま,目を開けてください。左右の親指の位置を確認してください。左右の親指の位置が少しずれていませんか？（両足の親指が揃う人はほとんどいない）それでも,自分ではまっすぐに立っているように感じています。では,少しずつ,自分の身体に気づくための動きをしてみたいと思います。

活動 3) 次に2人組になります。一人の人は座って足は交差させないで胡坐をかいてください。どこか痛いところはありますか？そして,背筋を伸ばしてください。その時にお尻（座骨）に体重を乗せるようにしてください。一人の人は,サポートです。サポートの人は私のようにしてください。胡坐をかいているペアの学生の背中に回り,片膝立ちで座り,立てた足を相手の学生の背中の中央に当て,手は相手の学生の肩と腰にやさしく置きます。そして,「ゆっくりと上体をできるだけ頭から腰までを一直線にして前傾してください」と声をかけます。相手の学生が前屈していきますが,その動きが止まったら,相手の学生の円背のようになった脊柱部分に自分の手を当て,「力を抜いてください」と指示します。手を当てられた部分を相手の学生は感じとると,その部位の力が抜けてきます。同時に脊柱がまっすぐになり,より前屈できるようになります。次に「どこか痛いところはありませんか？ その痛いところに自分の神経を集中させてください」と声をかけてください。相手の学生が痛いと言った場所に,自分の第2・3・4指にぐっと力を入れ押し当ててください。そして,相手の学生に「私の手で押されている場所にぐっと力を入れてください」と声をかけてください。自分の第2・3・4指で筋の収縮するのが確認できたら,相手の学生に「今度は,その部分の力をゆっく

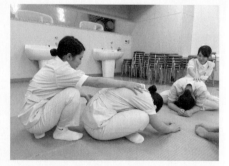

りと抜いてください」と声をかけてください。すると,相手の学生の上半身はさらに前屈していきます。最後に前屈した上体を起こしてもらいます。その際に注意する点として,「身体が一直線になるように,そして,頭が最後に起き上がってくるような感じでゆっくりと起きてください」と声をかけてください。起き上がる際に,自分の片方の手は相手の学生の肩におき,反対の手を相手の学生の腰に当て,上半身が一直線になるようにサポートします。この前屈を3回,そして,その次

第 5 章　グループワークを通して実践力を身につける

に左と右に 3 回ずつ同様の前屈動作をくりかえします。
（以上の動作を教員のデモンストレーション後に，2 人組の学生に実施してもらう）

　こうした動作を交互に行ったら，「座っている」感覚が，実施前とどう違うのか感想を聞くようにしている。ほとんどの学生は，「座るのが楽だ」「骨盤に体重がのっている感じ」「背中が伸びている」と発言することが多い。中には「すっきりしている」「なんだか，周りが明るく見える」という気分の変化があるという人もいる。サポートしている人の感想も聞く「最初は力が入っていたけれど，力が抜けていくのを触っていて感じた。最初より，すっと背中が伸びていて姿勢がきれい」などの感想が聞かれる。役割を交代して同様のことを実施する。
　次に，2 人組のまま，立った状態（一人は立ち，もう一人に後ろに立ってもらう）で以下のような身体活動を行う。

活動 4) 立った人は，左右の足を肩幅に開いて立ってください。後ろの人は，立っている人の腰に手を当てます。この状態で立っている人は，なるべく身体を一直線にしたまま，片足に交互に体重をゆっくり移動させみてください。後ろの人は，体重移動する際に，力が入っている部位（例えば，片や腕，腰）があったら，そこに触れ，触れられている部分の力を抜くように指示してください。また，体重を移動するときは，身体が一直線になるように，腰の位置を修正するように誘導してください。重心の移動はゆっくりと行ってください。
（これも 2 人で交代して実施する。これを左右 1 回として 3 回実施する。）

活動 5) 次に肩の上げ下げをしてもらいます。姿勢を正して座ることから始めます。

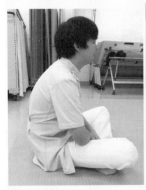
×

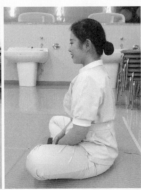
○

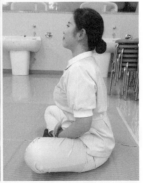
×

　次に二人組で，ゆっくりと肩を挙げてもらい，自分の身体に注意を払い

ます。肘や胸，頭部に力が入っているようなら，（左側の写真）そこに注意を向けるように声をかけます。「肘の力を抜いてください」等。ゆっくり肩を挙げたら，さらにゆっくりと肩を下すように指示します。これを3回繰り返します。すると，肩が最初より上がるようになるとともに，耳に近く上がるようになります。そして，頭が，すっきりと骨盤に乗って背中が伸び，身体の緊張が抜けて楽に座ることができるようになっていることが実感できます。

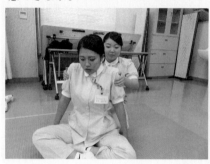 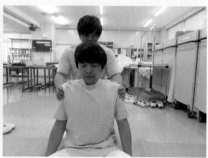

　以上のような身体活動の後，全員で目をつむり，両足をそろえて立ち，自分の足先がそろっているかどうかを確かめる。すると，最初に少しずれていた両足先は，多くの人がそろって立てていることに驚く。学生にこのときの感覚を聞くと，「まっすぐに立っている感じがする」と言うことが多い。実際に，最初に全員で立った時より，学生の姿勢はきれいになっている。

　このように，良い姿勢とは身体にとって無駄な筋の収縮がない状態であることを自分の身体を使って体験する。これが，最小のエネルギー消耗で，なおかつ，横隔膜や肋骨の動きも妨げられないので，呼吸・循環も楽な姿勢であり，生理的な機能が正常に保たれる状態であることを話す。

　そして，看護師がこうした姿勢を自らとることができなければ，十分なエネルギーを患者に注ぐことができない。常にこうした姿勢をとれるように意識することが重要であるということ，自分に余裕をもつことが，相手の身になって考えることができる基本であることを学生に伝えている。

(3) 患者の動きを知る

活動6）椅子を準備します。一人の学生は座ってください。もう一人の学生に座っている学生を立たせてみてください。いろいろな方法を試してみてください。（座っている学生には，自分で立つのではなく，立ち上がらせてもらうようにと念を押しておきます。）

家族を介護した経験のある学生などは，座っている学生の両腕を自分の肩に回してもらい，すんなりと立ち上がらせることができる人もいる。ほとんどの学生は，わきの下に腕を入れて，持ち上げようとして，ギブアップしてしまう。そこで，授業者が，座っている学生と握手をした状態のまま，立ち上がらせるという実演を見せる。座っている学生は，自分では全く起き上がろう，立ち上がろうとしたわけではないのに，いつの間にか起き上がっているという状況を体験し，目をまん丸にして驚いている様子がみられる。

そして，この活動のあとに謎解きをする。学生自身に椅子から立ち上がってもらい，その時の頭の軌跡をなぞってもらう。そして，握手して起き上がってもらうときの頭の軌跡を比較してもらう。すると，自然に自分たちが行っている動作は無理や無駄がない動きであることがわかる（すなわち，椅子から立たせるのに，まっすぐに上体を引き上げようとしても持ち上がらなかった。人の身体は，弧を描くように立ち上がった。人の身体の動きはパラレル〈直線〉ではなく，スパイラルであることを確認する）。

学生にはこうした自然な動きを知り，それをサポートすれば介助者側は少ない力でサポートできることを話す。何より大事なのは，その動作は，やってもらったのではなく，あたかも自分自身で行った，起き上がったように感じるという点である。これは，看護の技術という点から考えると，安全・安楽であるとともに常に自立を目指すものであることを確認する。

続いて患者（相手）の動きを知るために，次のような活動を行っている。

(4) 共に動く

次に「共に動く」ことを体験する。

活動 7) 2人組で両手を合わせてください。どちらかがリーダーになり，もう一人はリーダーに従ってください。リーダーは，自分が手を合わせたまま，好きなように動いてください。手や腕だけではなく，移動しても構いません。もう一人の人は，手の平を離さずにリーダーの動くように動いてください。次に役割を交代してください。

活動 8) 2人組になり，一人の人に上向きで寝てください。そして，もう一方の学生に，寝ている人の頭を持ち上げてください。寝ている学生は目を閉じ，もう一人の人は優しく頭を持ち上げてください。そのあと，目を閉じずに開けたままで同じことをやってみてください。上から見下ろされるのは，脅威を感じませんか？

以上のような活動を通して，援助者が一方的に援助するのではなく，共に作り出すものであることを体験する。学生は，最初は緊張して相手の動きについていこうとすることが多いが，次第に慣れてくると，自然と笑顔になり，動きを共に作り出すことにわくわくしながら活動に取り組めるようになる。

　このように，援助技術とは，どのようにすれば良いのかを技術的に習得するだけではなく，「カギを握っているのは患者である」ことを実感してほしいと考えている。つまり，「してあげる」というような立場から援助がなされるのではなく，共に作り上げるもの。どちらかが一方的に生み出すのではなく，共に創り上げるものであるということを理解する。そして，こうした看護を実践できれば，今回感じたように，喜びが生まれるものであることを伝える。

　特に，活動8では，寝ている学生の頭を持ち上げるように指示すると，最初学生はまるで，ものを持つようにして頭を持ち上げる。その次に，寝ている学生の頭頂部のところに膝立ちして，「優しくゆっくりと持ち上げてください。できるだけ手の平で頭を包み込むように」と指示すると，最初に持ち上げられていた時には，固く目をつむっていた患者役割の学生も，優しく持ち上げられると，目を開けていられた。

　この活動を通して，最初は目を閉じていたのに，優しく持ち上げられたときは目を開いていたことを指摘すると，あらためて，身を他者にゆだねる安心感が持てるときとそうでないときの違いを学生は実感できるようである。身をゆだねたり，それを受け取るという体験は，相互の中に生まれる穏やかな感覚を共に創り上げるものだということを体感できる学習であると考えている。

(5) 触れる

　続いて，「触れる」ことについても体験する。

活動9) 互いに自分の顔の横に両手を開き2人組で2～3mくらい離れて立ちます。そこから，片方の人がもう一方の人に向かって，その姿勢のまま，歩み寄ってみてください。止まっている学生が，それ以上，近づいてほしくないところで，ストップの声をかけます。そのストップをかけたところから自分までの距離が対人距離です。そして，距離は個々に異なります。

活動10) メルティングについて実演します。2人組になって，両手で下腿を包み込むようにして，ゆっくりと優しく手掌で皮膚を下腿周囲に沿っ

て左右に回転させるように動かしていきます。すると，あたかも皮膚がはがれたかのように動くのがわかります。それを3分くらい呼吸に合わせてゆっくりと3回繰り返します。最後にゆっくりと動かすのを止めて下さい。そのあとに，やってもらった人は，目をつむり，座ったまま足踏みをします。やってもらった人は足が軽く，楽に上まで上がるようになっていませんか？（2人組で交代して実施する。）

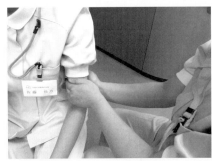 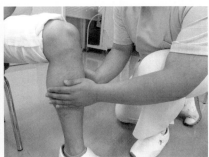

これは，人によって，また，その人の置かれた状況によって，自分の安全を守るために，他人に侵害されたくない距離があり，それは個々に異なる。こうしたことを理解するために，活動9では「自分の距離と他者の距離は異なる」ということや，「いきなりそのテリトリーに近づかれると人は緊張する」ということを体験する。

また，活動10のメルティングに関しては，「下腿の皮膚に触れるか触れないかくらいに優しく触れて手を動かしてください」と指示しても，はじめのうちはなかなか力加減が難しいようである。さらに，手の平で下腿を包み込むようにといっても，指先に力が入ってしまう学生も多くいる。

教員はこうしたうまくいかない学生のところに行き，代わりにやって見せると，学生から「先生のは優しい，触れられて気持ちいい」という声が聞かれる。それを受けて，やってもらっていた学生が「もっと力を抜いていいよ」とか，「そうそう，その感じ」というように学生どうしで「加減」を話し始める。

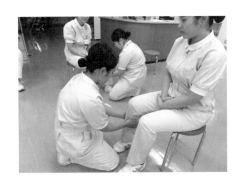

こうした体験を通して，手を握ってもらうと安心するという人ばかりではなく，その人を侵害しない距離というものがあることを学んでもらえたらと考えている。そのため，必ず，「触れていいですか。足に触ります。」と許可を得てから互いに実施するように指

導している。頭を持ち上げる／持ち上げられるという体験は，やりようによっては恐怖や苦痛を伴う。一方で，気持ち良かったという感覚を相手が受けるという経験もできる。こうした自分の行為によって相手がどのように感じたかを直接，聞くことで「力加減」の調節ができるようになり，相手に合わせて，相手の思いに沿いながら行動するという身体の向き合い方を学習できるのだと考える。

(6) 患者と向き合うこと

最後に，「患者と向き合う」ということについて考える時間をとる。

> **活動11)** 二人組になり，一人の人はベッドに仰向け寝てください。援助者役の学生は，寝ている学生と向き合うように立ち，その状態で膝窩に手をまわして膝を包むように持ちます。（ベッドの右側に立ち，右手で相手の左の膝を，左手で右膝を包むように持つと，寝ている学生に向き合うようなかたちになる）。つぎに，寝ている学生の膝を上方向に立てるようにしてください。膝を上方に持ち上げようとしても持ち上がらないことを体験してください。
>
> 次に，股関節をジャックナイフのように，包み込んだ膝を，胸につけるようにして動かします。するとびっくりする位の少ない力で膝を立てることが可能になります。次に，膝を包み込んでいた両手を両足首に移動させます。その手に，あなたの足はここにありますという思いを込めて，少し力をいれ，ベッドに足がしっかりとつくように押し当てます。すると，立たされた足があたかも自分の足で膝立てしているというように，自分の身体として戻ってきます。この後，手を組んでもらい，枕を手前に引きながら，頭を右向きにします。そして，立てている膝を手前に倒し，腰が回転してきたら，肩を手前に回転させます。すると，寝ている人は，右側臥位になることがわかるでしょう。

この方法は自然な動きを取り入れた体位変換の一つを体験するものである。この体位変換をするまでに，学生は自分の身体について知り，人の身体の動き，そして触れることについて学んできたので，自然な動きができるようになっている。ここでも，互いにどんな感じだったかを話し合い，患者とともに動きつくることを学ぶようにしている。

3 授業を受けた学生の感想

以上のような授業を実施したあと，学生から寄せられた感想の中に，次

のようなものがあった。

> ○いろいろな体験を通して，改めて体の仕組みを知らなければ適切な技術は身につけられないと感じた。看護者にとっても，患者さんにとっても負担をかけずに楽に，そして安全に行えることが大切であると実感した。患者体験をすることで，その行為をする際にどうされたら心地よいか，安心するかということを考えながら実施できた。
> ○普段，力を入れないでと言われることはほとんどなくて，力を入れないことの意味を知らなかったけれど，力を入れないことで身体が柔らかくなるのは驚きました。また，生活の中で姿勢というものを意識したことはないけれど姿勢をよくすると身体が楽になりすごく感動しました。ペアで助ける側だけでなく助けられる側を体験することで助けられる側の気持ちがわかり，どうされたら楽なのか考えるきっかけになりました。人体の構造を考えながら介助することが大切だとわかりました。
> ○先生の手の温かさ，柔らかさ，心地よさ，その後の効果，すべてに驚きました。どうしたら先生のようにできるのか自分の手に意識を集中させて心を込めてやってみたところ，患者役のクラスメイトが「あっ！今の感じ先生に近い！」と言ってくれてとても嬉しかったです。もっと技術を積んでいきたいと思います。人の身体は重いもので，それを効率よく移動させる根拠があることがわかりました。そして，人に身体を任せる，命を預けることのこわさ，任されることの責任を感じることができました。座学の授業とは違った学習で，実際に体感することは大切だと思いました。

4 授業後の学生の変化

(1) 学生どうしで話し合うことの効果

以上のような自分の身体を使った技術演習を展開すると，看護師役の学生は，自分が実施したことがどうだったのかを必ず患者役の学生に確認する姿が見られるようになった。患者役の学生もはっきりと自分が感じたことを言葉にして伝えている。これは，この演習の大きなねらいの一つであった動きを自分だけで作るのではなく，患者との相互作用の中で作り出そうとしていることの一つの現れであると考える。

この演習の後に，ベッドメイキング，体位交換，シャンプー，手浴・足

浴，全身清拭などの演習を実施した。例年だと各演習では，デモンストレーション後に4人グループに分かれて，患者・看護師役を交代しながらそれぞれの技術を体験してもらう。その際1グループに一人の教員が指導に入った。この演習を行ってからは，40人を2～3人の教員で指導するようにした。

そして，相手に「どうだったか？」と尋ねながら，「ちょうどよい技術」を学生どうしで探求しあう学習へと発展していった。すると，教員の数が少なくなっても，学生たちは，真剣に，そして楽しそうにグループで意見交換しながら技術の演習が実施できた。特に，患者役の学生は，遠慮することなく，自分が感じたことを口に出して表現できていた。そして，その患者役の言葉から，どうしたらよりよく実践できるかを真剣に考えてグループで意見を取り交わしていた。こうした姿を見ていると，今回紹介した技術演習の授業は単に自分の身体を知り，相手の動きを知ることができたという成果があっただけでなく，学生どうしで「学び方を学ぶ」ことができるようになったのだと考える。

(2) 「手技」と「ケア」を一体的に学ぶ

また，今回の授業のような演習を行うと，ペアを組んだ二人の間の空気感が非常に穏やかなものになっていく。それは，きちんと相手のことを考えられるようになったとき，つまり，相手を思いやる気持ちが育ったときに顕著であり，まるで二人は一対のように思えることも多くなった。こうした距離感や相手との向き合い方は，看護師が患者との相互作用の中でとても大切にしなければならないものであり，まさに「手技」と「ケア」を一体的に提供できるようになってきたと感じている。

少し大げさに言えば，ヘンダーソンのいう「看護師は，自分の患者が何を欲しているかのみならず，生命を保持し，健康を取り戻すために何を必要としているかを知るために，彼の"皮膚の内側"に入り込まなければならない。」[1]ということに通じる，「本物の看護」を体験したと言うこともできるのではないか。そもそも，看護の本質は，どの時にも，どの瞬間にも貫いているものでなければならない。バラバラに教授され，それを統合して習得できるものではなく，技術というものは動作と精神が常に統合された中で提供するものである。入学後間もない1年次の基礎看護学技術演習において，自分の身体に着眼し，他者の身体を感じ，その中で，患者の身体に応答していくという看護の本質を体験する機会を設けることは，今後の専門科目を受講する上でとても重要なことであると考える。

注

1) V・ヘンダーソン，湯槇ます訳（1973　改定版）『看護の基本となるもの』．日本看護協会出版会．p. 13.

参考文献

この授業で紹介した活動については，以下の文献等を参考にした。
① 活動8について
　高橋和子（2004）『からだ——気づき学びの人間学』．晃洋書房．p. 78
頭や足を「与える・受けとる」の演習を参考にした。（高橋氏はこの演習を伊藤博著「カウンセリング」第4版・1995を参考にしていると著書の中で断っている）
② 活動3・4・5・6について
　授業者が動作法の継続研修を受講する中で，マスターしたものである。動作法とは，九州大学の成瀬悟策氏が提唱している心理療法である。動作には必ず意図がある。動作訓練をすることで，心理的に課題を抱えている人の回復や身体障碍児の成長を促進する。また，最近は老年者を含めた人々の健康増進にも活用されている。これらの動作法については，成瀬悟策氏や動作学会に所属する方々の著者の中でも紹介されている。成瀬氏の著書については以下を参考にしている。
　成瀬悟策（2014）『動作療法の展開　こころとからだの調和と生かし方』誠信書房．
　成瀬悟策監修（2013）『目でみる動作法「初級編」』はかた動作法研究会編．
③ 活動7および活動11について
　活動7のキネステティクスの演習については以下を参考にした。
　フランクハッチ他・澤口裕二訳（2003）『看護・介護のためのキネステティック　上手な「接触と動き」による介助』日総研．p. 37.
　活動11については，キネステティックの6つの概念のうち「5. 人の機能」のマスとツナギの概念を参考にした。また，文中に出てくる，人の動きはスパイラルであるというのは，「3. 人の動き」を参考にした。
　なお，筆者はキネステティックの研修に参加し，習得している。キネステティクス®はフランクハッチ博士とレニーマイエッタ博士によって開発された「人の動きの学問」である。世界的にはドイツやヨーロッパを中心にとりいれられ40年以上の歴史がある。科学的でより実践的な人の動きを支援するツールとして使われ今も発展している。キネステティクス®は日本では主に人の動きを学習するリハビリテーションに，また人の動きを支援する介助やケアに使われている。詳しくは以下を参照。
　http://www.ugoreha.com/学習内容/キネステティクス-とは/キネステティクス-で学ぶ6つの概念/
④ 活動10について
　ここで用いっているメルティングという言葉は，下記を参考にした。
　山口晴美（2011）『タッチングの看護技術』．MCメディカ出版．
　なお，筆者は山口氏の研修に参加して技術を習得した。

（齋藤秀子）

第6章
PBLを通して「深く学ぶ」

1　PBLを通して何を学ぶのか？
2　PBLのテーマ設定と指導方法
3　「深く学ぶ」ための仕掛けをつくる
4　PBLをうまく進めていけない学生への指導方法

1　PBL を通して何を学ぶのか？

(1)　PBL の学習の目的と特徴

　中央教育審議会では，社会のグローバル化など流動的に変化する時代において，大学教育のあり方も変化していかなければならないと考え，以下のように答申している[注1]。

> 　従来のような知識の伝達・注入を中心とした授業から，教員と学生が意思疎通を図りつつ，一緒になって切磋琢磨し，相互に刺激を与えながら知的に成長する場を創り，学生が主体的に問題を発見し解を見いだしていく能動的学修（アクティブ・ラーニング）への転換が必要である。

　このように，自ら課題や問題を発見し，解決していくことが求められる時代となっているが，こうした学習を総称して PBL と呼び，アクティブ・ラーニングの中核的な学習形態の一つに位置づけられている。

　PBL はプロジェクト・ベース学習（Project Based Learning）または問題解決学習（Problem Based Learning）と呼ばれる学習である。PBL は教員と学生が 1 対 1 で取り組むものもあるので，必ずしもすべての PBL がグループワークであるというわけではない[注2]。また，プロジェクト・ベース学習と，問題解決学習の違いについては，両者が厳密に区別されているわけではないが，大まかに以下のように区別できる（表6.1参照）。

注1)　中央教育審議会答申「新たな未来を築くための大学教育の質的転換に向けて～生涯学び続け，主体的に考える力を育成する大学へ～」平成24年8月28日．

注2)　大学生に課している卒業論文の多くは一人で取り組むものであろう。そのため，卒業論文は，教員からの指導を受けながら一人で取り組む PBL であるといえる。

表6.1　問題解決学習とプロジェクト・ベース学習

	学習を開始するきっかけ	学習活動の終着点
問題解決学習	ある分野の問題・課題となっていることがらを取り上げる。	問題が解決した時点で学習活動はいったん収束する。
プロジェクト・ベース学習	社会をこのように変えていきたいという願いを実現するために活動をはじめる。	企画が次々に広がると，学習のゴールを明確に示すことができない（ゴール・フリー）。

　すなわち，問題解決学習は，このまま放置していたのでは大きな問題に発展してしまうことがらを解決する方法を検討するために学習がスタートするが，プロジェクト・ベース学習については社会に何らかの不都合や問題がはっきりとあるものでなくても良い。むしろ，社会と接点をもった「企画（プロジェクト）」を立てることから学習が始まるものをいう。たと

えば，学園祭で模擬店を出すなどを授業の一環として行うのであれば，それはプロジェクト・ベース学習となるだろう。

そして，学習をスタートするきっかけが異なれば，当然，学習活動の終着点も異なる。すなわち，問題解決学習に関しては，設定した問題の解決方法を一定，見出すことができたら，学習を収束させることができる一方で，プロジェクト・ベース学習についてはより良い社会の終着点というものを明確に定めることができるわけではないので，企画が次々に広がっていく。こうしたPBLはゴールを明確に定めることが難しく，次々と学習が発展していくものである。

(2) PBLを進める方法

医学教育や看護教育で取り扱う内容は，学問領域の性格上，「患者の病気に関すること」がテーマとなるので，「問題解決型」となるものが多い。その方法は，自ら資料を収集し，それを丹念に読み進めたり，実験をして結果を得るなどして，論理的に課題解決の方策を論じるという「研究型」のPBLもあれば，問題・課題が生じている現場に入り込み，見聞きしたことをもとに解決方法を考えるという「実践型（フィールド・ワーク）」のPBLもある。もちろん，実験とインタビュー調査を併用するなど，「研究」と「フィールド・ワーク」が混合したPBLもある[注3]。

PBLを進める形態も，個人で取り組むものもあれば，グループ（ゼミ形式）で取り組むものもある。また，PBLの問題・課題やプロジェクトについても，各個人の関心にもとづき各自で考え，見つけるものから，担当教員のゼミで継続して取り組んでいる調査やプロジェクトに学生が参加するというものもある。当然のことながら，教員の指導体制も1人の教員が責任を持って受け持つPBLもあれば，初めから複数の担当教員が割り当てられていて，専門領域等をふまえて分担して指導するPBLもある。

PBLのまとめ方については，報告書のような形にして提出させることが多いが，そうした報告書提出後に成果発表会を開催し，口頭でプレゼンさせることも考えられる。また，ポスター発表のようにして展示し，他の教員や地域の人に見てもらうという成果報告の方法もあるだろう。いずれの方法を採るにしても，PBLは学生が未知の領域で自分なりの考えを見つけ出す過程が重要であり，そのための指導が教員に求められる。

注3) 溝上慎一（2014）『アクティブ・ラーニングと教授学習パラダイムの転換』．東信堂。などを参照。

2 PBLのテーマ設定と指導方法

(1) 現代的テーマを課題にし，解決過程を生み出す

それでは，どのようなテーマに取り組むとPBLを展開しやすいのかという点から考えてみたい。小・中学校では，「自ら問題を発見し，その解決方法を考える」というPBLの主旨にもっとも近い授業として，「総合的な学習の時間」が設けられている。

「総合的な学習の時間」は，「横断的・総合的な学習や探究的な学習を通して，自ら課題を見付け，自ら学び，自ら考え，主体的に判断し，よりよく問題を解決する資質や能力を育成するとともに，学び方やものの考え方を身に付け，問題の解決や探究活動に主体的，創造的，協同的に取り組む態度を育て，自己の生き方を考えることができるようにする」ことを目的としている[注1]。従来の学校教育で言えば，夏休みの自由研究などがこの学習に近いものであるが，それを教員のアドバイスを受けながら進めるのが「総合学習」である。

同様の科目が看護教育でも設定されている。すなわち，統合分野の中に位置づけられている「看護の統合と実践」は，「基礎分野，専門基礎分野，専門分野Ⅰ，専門分野Ⅱで学習した内容をより臨床実践に近い形で学習し，知識・技術を統合する内容」が取り上げられている。具体的には，「各看護学で学んだ内容を臨床で実際に活用していくことができるよう，チーム医療及び他職種との協働の中で看護師としてのメンバーシップ及びリーダーシップを理解すること，看護をマネジメントできる基礎的能力を身につけること，医療安全の基礎的知識を修得すること，災害直後から支援できる看護の基礎的知識について理解すること，国際社会において広い視野に基づき看護師として諸外国との協力を考えること」等が挙げられている[注2]。

注1) 小・中学校の総合的な学習では，主として「国際理解」「福祉」「情報」「環境」など，各教科の中では収まらない「現代的なテーマ」に取り組んでいる。その方法は，「体験活動，観察・実験，見学や調査，発表や討論などの学習活動を積極的に取り入れること」「学校図書館の活用，他の学校との連携，公民館，図書館，博物館等の社会教育施設や社会教育関係団体等の各種団体との連携，地域の教材や学習環境の積極的な活用などの工夫を行うこと」など，学校を超えた資源を活用することが重要であると学習指導要領で指摘されている。

注2) 厚生労働省「看護基礎教育の充実に関する検討会報告書」平成19年4月16日を参照した。

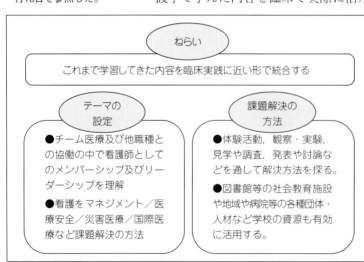

図6.1 PBLの「ねらい」「テーマ」「方法」

(2) PBL を進めるために教員はどのように指導するか？

　このように，PBL とはこれまで学習してきた内容を「総合的に活用する」ことができるテーマを設定し，それを解決する方法を総合的に考えることで解決過程を生み出す学習のことをいう。ただし，「自ら問題を発見し，その解決方法を考える」ということは学生の多くがすぐにできることではないので，PBL は進めていく過程でいろいろなところでつまずき，停滞することが予想される。

　こうした場合には教員からの指導が必要であるが，ここでいう「指導」とは，「こういうテーマでやりなさい」とか，「こういう方法でやれば解決できる」というように直接的に導くものではなく，あくまでも学生が考えて解決できるように指導することが求められる。具体的に，PBL を進めていく上で，指導が必要となるのは以下のような場面であると考える。

① テーマが決まらない

　医療や看護のことについて「何を調べても良い」と言われても，すぐにテーマを見つけられる学生ばかりではない。テーマを見つけるためには，「問題・課題となっていることを何とかしたい」という気持ちが必要なので，テーマが決まらない学生には，医療や看護に関することで「何か矛盾を感じていることはないか」「変えなければならないと思っていることはないか」と尋ねてみると良いだろう。

② 解決方法が見つけ出せない

　テーマが決まっても，それを解決する方法を見つけ出せない学生もいる。これは，目的は定まっても，それを解決する手段がわからないということである。手段というものは，実際には使ってみないとどういう結果が出るのかわからないことも多いので，先輩などが行ってきた PBL を参考にしながら，どのような方法を用いれば，どのような結果が出るのかを考えさせることが必要である。

③ 論理的に解決方法を導けない

　PBL は最後に「まとめる」ことが求められる。その上で，成果をプレゼンテーション（表現）することも多い。このとき，それなりに調べられているのに，うまく表現できずに困っている学生も中には出てくるだろう。論理的な表現というものは，「問題提起→調べたこと→そこから言えること」というように，「流れ（論理形式）」がある。これは，表現の「型」と言っても良い。「こう書きなさい」と伝えるのではなく，「この型を使って書いてみたら？」と勧めることで論理的にまとめる方法がわかる学生もいる。

3 「深く学ぶ」ための仕掛けをつくる

(1) 「基礎から応用へ」というカリキュラム構造を改革する

　PBLに取り組むなかでつまずく学生には、「問題・課題」を見つけ、解決過程を考えられるように教員は指導しなければならないが、こうした「PBLの進め方」をガイドしても深く学ぶことができない学生もいる。そうした学生は必ずしも「やる気がない」というわけではなく、そこまで「深く学ぶ」ことの意味がわからないので、気持ちがPBLに向いていかないという場合もある。

　インターネットが普及し、わからないことがあれば「ネット検索」で、ある程度の解答がすぐに得られる時代である。特に、情報を知るというレベルの内容であれば、現代の学生はいつでも引き出すことができるだろう。こうした時代であるので、知識を得るだけの学習には気持ちが向かなくなることもある。つまり、「ネット検索」で、ある程度の知識を入手することができ、一般的な解決方法で満足してしまうテーマでは、深く学ぼうとしない学生も多くなる。

　これは、基礎から応用へという学習プロセスではアクティブに学ぶ気持ちにはなれない可能性もあるということを示唆しているのかもしれない。たとえば、一般的に、看護学校では小児看護学を学ぶ前に「基礎看護学」で基本的なことを学ぶように授業が組まれていることだろう。そして、基礎看護学で学んだことを前提にして、小児看護学に関連するいくつかの講義を受け、最終的に「小児看護学実習」に行くという流れで教育課程が編成されていることだろう。

　以上のような体系の中で学ぶことが間違っているわけではないが、何のための基礎看護学であるか、実践的に感じられないままでいると、ネット検索や教科書を読めば得られる知識を習得するだけの学習となってしまう。そうならないようにするために、臨床現場で直面する問題と関連させながら学習することが求められる時代となったのである[注1]。

注1）こうした理由から、グループワークの課題には「切迫感」が必要であるということを前の章で論じた。

(2)「実習」で直面する問題について深く考える

　以上のような「学校で知識を教えて，学校外で応用する」という従来の教育方法とは逆の道すじをたどる授業を「反転授業」と呼ぶ[注2]。筆者は自身の授業で，「反転授業」に近い学習を行っているが，この授業では茨城大学教育学部附属特別支援学校と連携して，その学校の児童生徒の「遊び場づくり」を行っている。

　この授業に参加している学生は，この学校にいずれ教育実習に行く予定になっているので，この授業で取り組む「遊び場づくり」は教育実習のときに必要な能力を身につけるという意識になりやすい[注3]。そして，実際の演習の授業では，子どもの発達段階と遊びの特徴について，これまで学習してきたことを復習するかのように簡単に解説した上で「遊び場」の企画を考えてもらう。このとき，実際に遊びに来てもらう子どもたちの実態を把握するために，連携校を訪問し，子どもたちの様子を観察させることもしている。

　その後，学生はどのような遊び場をつくるのかについてグループで話し合いをし，企画書を作成するのだが，観察した子どもの発達の状況や子どもの遊びの特徴について話し合う中で，それまでの授業で使用したテキストやネット検索などを利用して，企画に必要なさまざまな情報を学生自身が収集している姿が見られる[注4]。もちろん，企画立案の段階や実際に遊び場を作成する過程で大学の教員や附属学校教員のアドバイス（指導）は当然，行っている。ただし，その場合にも，あくまでもアドバイスにとどめ，危険なことや倫理的に問題となる遊び以外は基本的に学生の企画を尊重するようにしている[注5]。

　この演習は，遊び場を企画するという「プロジェクト型」のPBLであると言えるだろう。具体的には，教育実習を前にした教育学部生が，実習で教える可能性のある子どもたちに遊び場をつくり，遊んでもらうという極めて実践的な演習である。こうした企画を考えさせることで，実践現場でどのようにすればよいかというイメージを育てることができると考える。

注2）溝上慎一（2015）「アクティブ・ラーニング論から見たディープ・アクティブラーニング」．松下佳代編著『ディープ・アクティブラーニング　大学授業を深化させるために』．勁草書房．p. 43を参照した。

注3）教育学部生には，子どもと遊べる教員になることが重要だということを演習の最初のときに伝えている。

注4）PBLやアクティブ・ラーニングを実施する上では，ネット検索が可能な教室環境を整えることがとても重要になる。

注5）企画によっては子どもがまったく遊びに来てくれないグループも生まれるが，そうしたグループの学生には，振り返りを大切にさせている。

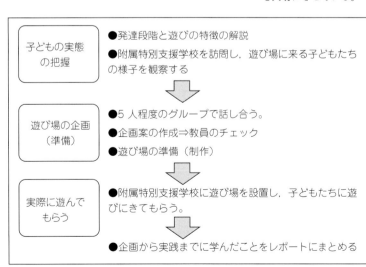

図6.2　遊び場をプロデュースするPBLの流れ

4 PBLをうまく進めていけない学生への指導方法

(1) PBLを発展させるチューターの存在

前節でみた遊び場づくりの演習のように，実際に作ってみて，実際の子どもに働きかけてみることで，学生は発達や教育の奥深さを知ることができる。こうした授業展開は，看護教育においても展開できるだろう。すなわち，現代の医療や看護に求められている切実なテーマで，（実習をはじめとした）学生の将来の必要性と関連させた内容を調べることが，PBLを成功させるポイントである。

しかし，グループワークの課題を工夫しても，自ら進んで取り組もうとしない学生は出てくる。また，グループで取り組むと積極的に参加している学生に多くを任せて協力しない学生も出てくる。PBLの主旨から考えると，こうした学生に対して教員が直接的に「ちゃんと参加しなさい」と言うことは望ましくない[注1]。一方で，参加しない学生をそのまま放置して一部の学生に負担が偏ったり，個人的に進めているPBLで，ある学生だけ終了しなかったという事態は避けたいものである。こうした状況を打開する一つの方法として，チュートリアル教育がある。

チュートリアル教育とは，チューターと呼ばれる教員の補助者が学生を指導する方法である。もともと，欧米の学校では，専門教科を教える教員（academic teacher）とクラスの生徒の教科学習以外の生徒指導面を担当するチューター（tutor）が役割を分担して指導していた[注2]。日本の大学においても，教授や准教授が指導しきれないところを大学院生等がチューターあるいはTA（ティーチング・アシスタント）として学部学生の指導にあたることがある。PBLを展開する際にはこうした人材をうまく活用することが効果的であると考えられている。

注1) ただし，授業時間外に個別相談という形で参加できない学生の気持ちを聞くことは必要であり，かつ大切であると考える。

注2) 日本では教科を指導する教員と教科以外の生徒指導面を担当するクラス担任は同じ教員が担うことが多いので，ティーチャーとチューターの区別があまりない。欧米では専門教科を教える教員の地位がとても高かったこともあり，チューターはアシスタント教員（teaching assistant）というような位置づけが古くからあった。

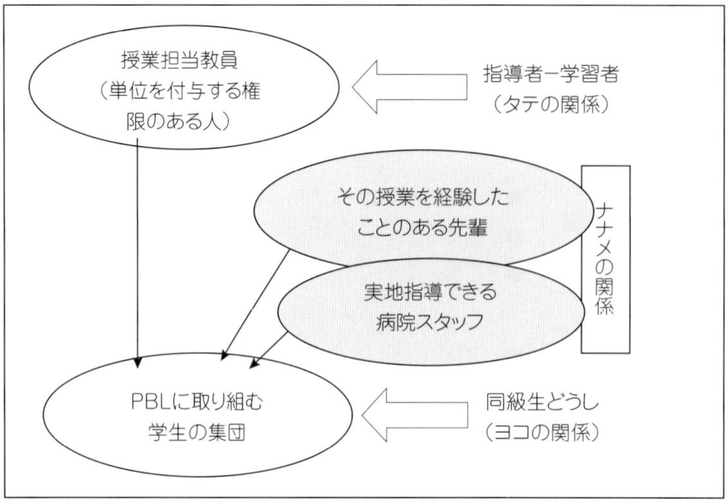

図6.3 PBLを発展させる「ナナメの関係」

(2) PBLにおけるチーム・ティーチングの方法

　チューターのように，授業を担当する教員（単位認定の権限をもった人）や同級生同士の関係とは少し異なる立場の人が関与すると，それまで固定的であった学習集団が変化することがある。こうした立場の人が関わることを教育方法学では「ナナメの関係」と呼んでいる。

　たとえば親には相談できないと考えている思春期の青年が，ナナメの関係にあたる「祖父母」や「親戚の叔父・叔母」に相談して悩みを解決するという例えがわかりやすいだろうか。端的に言うと，直接的な当事者ではない人がアドバイスをすることで，自分で考え，決める余地が残され，深く考えるきっかけになるということである。

　PBLがチュートリアル教育とセットになって論じられるのは，こうした「ナナメの関係」をうまく取り入れたほうが学習が発展すると考えられているからである。前節で紹介した筆者が展開している「遊び場づくり」のPBLでも，実習を終えた4年生にときどき参加してもらって，遊び場の企画に行きづまっている3年生のグループに「遊びにくる子どもはどんな遊びが好きか」を話してもらうことがある[注3]。また，遊び場の準備（段ボールなどで遊びに必要な物を制作）をしているときに，1回～2回，附属学校の教員に実地指導講師として来ていただき，作業を進めているグループに実践のコツをアドバイスしてもらっている[注4]。

　PBLでは，こうした「ナナメの関係」におかれた人をうまく取り込んで，PBLを進めている学生にいろいろな刺激を与えていくことが効果的である。自ら進んで取り組もうとしない学生でも，先輩がわざわざ話に来てくれているのであれば「とりあえず，話は聞いておこう」という気持ちになるだろう。また，いずれ実習でお世話になる現場の先生が来ていたら，「やる気のない態度は見せられない」と考える学生も多くいる。

　このように，PBLを学生が主体的に進めていくためには，教員と学習者というタテ型の指導だけでなく，複数の人の意見を取り込み，混ぜ合わせるように「仕掛ける」ことが教員の役割である。つまり，外部指導者や先輩等の活用を含めて，いろいろな人が，みんなで意見を出し合い，よりよい「企画」あるいは「問題解決」を実現していく。こうしたチームで解決していくことこそがPBLの本来の姿であると言える。そして，こうしたPBLを実現するためには，複数の教員によるチーム・ティーチングや，地域と連携しながらPBLを展開することが重要である。

注3）学部4年生にはチューターとなることを義務づけていないので，あくまでも空いている時間に参加できる学生がいた場合にお願いしている。

注4）実地指導講師は大学が正式に任用手続きをふんで来校してもらっている。実地指導講師は単位を付与する権限はなく，大学教員とチーム・ティーチングをして指導している。

コラム　課題解決の方法を学ぶ

　グループワークやPBLを取り入れた授業では，「知識を得る」ことばかりでなく，「学び方を学ぶ（Learning about learning）」ことも重視されている。特に，PBLは，調べ学習でテーマを決める段階からどこに行けば必要な資料が手に入るのかを知っていることや，グループで話し合って決めるときに注意すべき点などを理解していることは，とても重要である。「一方的に講義を聴く」という学習から抜け出し，能動的に学習を進めていくために，以下のような「学びを深める方法」を学び，経験しておくことは看護学生にも大切なことであると考える。

〈意見を出し合う方法を工夫する〉
　グループで事例検討をする場合には，最初のうちはあまり活発に意見を出せない人も多くいるだろう。こうしたときには，KJ法などの手法を用いて，みんなが話し合いに参加できる方法を工夫することも有効である。KJ法は自分が発言したことを付箋に書いて模造紙に貼っていくものであるが，「思いつき」でもいいから，考えたことをとにかく話し，付箋紙に書き，貼り付けていくことを推奨すれば，多くの学生が話し合いやグループワークにどのように参加すれば良いかがわかるようになるだろう。

〈インシデント・プロセス法を用いて問題の背景を探る〉
　グループで問題の解決方法を探る場合には，問題の背景に何があるのかを話し合い，グループで思考を深めていくことが必要である。こうした事例検討の方法として，インシデント・プロセス法というものがある。インシデント・プロセス法は，「①出来事（インシデント）の内容確認」→「②インシデントが生じた背景に何があるか」→「③再びインシデントが生じないようにするためにどうしたらよいか」というように，問題解決までの型（パターン）がある。はじめのうちはその型に沿って，事例を検討することがあってもよいだろう。

　以上のように，学生がアクティブ・ラーニングやPBLを能動的に進めていくためには，課題を解決していくための方法を学ぶということも大切である。

第7章
アクティブ・ラーニング時代の評価方法①
―― 知識・理解を評価する方法 ――

1 試験で何を評価するのか？
2 「文章で説明する力」を評価する
3 「話し言葉で説明する力」を評価する
4 アクティブ・ラーニングにつながるレポート課題

1　試験で何を評価するのか？

(1)　授業と試験は表裏一体のもの

　看護師になるためには，看護に必要な専門的な知識を理解できていなければならない。その知識を習得するために授業があり，その理解度を測定するために試験がある。つまり，試験とは授業で学んだ内容をどのくらい理解しているのかを測定する一つの方法である。そして，学校で行われる試験の延長線上に看護師の国家試験があるので，国家試験で問われる知識を理解し，正答できるようになることも看護教育では重要であると考える。

　これは，授業における学習とその修得状況を測る試験は表裏一体のものであるということを示している。もちろん，試験問題を解けるようになるために授業があるわけではないので，国家試験の問題を解説するだけの授業というのは本末転倒であるが，授業で学習した結果，試験問題が解けるようになるように指導していくことは大切なことである。

　具体的に，次の問題を取り上げて考えてみよう[注1]。

注1)　第102回（2013年）看護師国家試験問題（問題8）。下線3が正答。

> 問題：日本における平成21年（2009年）の5～9歳の子どもの死因で最も多いのはどれか。
> 　　1　肺炎　　2　心疾患　　<u>3　不慮の事故</u>　　4　悪性新生物

　この問題を解くために，平成21年（2009年）の5～9歳の子どもはどのような理由で死亡しているのか，統計（数値）を見て正確に理解するという学習はあってもよい。しかし，この問題を解くために，統計データをすべて記憶することを看護学生に求めているわけではないだろう。そうではなく，この問題が小児看護学に関するものだとすれば，「5～9歳の子ども」の身体的・精神的な発達等について，総合的に理解しているかどうかを評価したいのだと考える。

　すなわち，幼児期の後半から小学校低学年にかけては，病気による死亡よりも，危険を予知することができずに遊び，その結果，「事故」が起こるリスクのほうが高くなるという理解が看護師に必要だということである。そして，こうした理解ができるように，小児看護学の授業で小学校低学年の子どもの発達的特徴を学ぶことが重要である。

（2）「知識」は関連させて，ネットワークをつくる

　このように考えると，知識というものは単に記憶すれば良いというものではない。授業では，小学校低学年の児童の発達について，ピアジェの「具体的操作期」[注2]を考えることが多いと思われるが，この専門用語を覚えているだけでは，先に示した国家試験の問題を解くことはできない。大切なことは，「具体的操作期」という専門用語を理解する過程で，この発達段階の子どもがどのように遊んでいるかということと関連づけて学んでいるかどうかである。

　このように，知識はさまざまな情報と結び付き，ネットワークを形成する（図7.1参照）。教育学部の学生でもピアジェの発達段階について学んでいるが，看護師が身につけるべき知識や情報（ネットワーク）は異なるものであろう。

　具体的には，看護師養成でいえば，小学校低学年の子ども理解（身体的・精神的発達の理解）の延長線上に，小学生になると病室でどのような遊びを始めてしまうのか，病院内のどこに危険が潜んでいるのかということと関連させて「具体的操作期」を理解することが必要である。こうした理解をもとにして，国家試験で「子どもの死因」の問題が出されたときに，5歳〜9歳の子どもは病死よりも「不慮の事故」が多いと考えることができれば，先の国家試験の問題を解くことができるだろう[注3]。

　以上のように，試験で評価することは，授業で学習した看護に関する意味ネットワークの中から必要な情報を論理的にたぐり寄せることができる力があるかどうかである。看護学校の定期試験で知識を問う問題を出題する際にも，この点に留意して問題を作成することが重要である。

注2）具体的操作期とは，ピアジェが区分した発達段階で，7歳ごろから始まり，11歳〜12歳くらいまでの時期をさす。具体的な事物についてであれば，分類したり，順序づけたりすることができる思考操作が可能となると考えられている。（『発達心理学辞典』ミネルヴァ書房などを参照した）

注3）関連して，肺炎や悪性新生物で死亡する割合が高いのは何歳であるかにもふれて，他の授業の内容とリンクさせることも重要である。

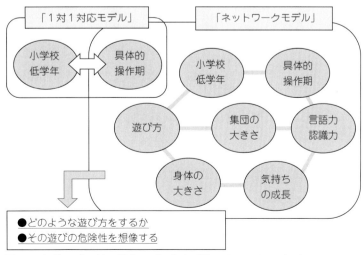

図7.1　知識の「1対1対応モデル」と「ネットワークモデル」

2　「文章で説明する力」を評価する

(1) アクティブ・ラーニング時代に求められる表現力

　コンピテンシーの育成が求められる時代には，知識を単語レベルで答えることができる能力だけでなく，情報を関連づけ，考えたことを人に説明をしたり，パンフレットなどに表現する力が求められる。

　こうした能力の評価について，次の問題をもとに考えてみたい[注1]。

注1)　看護師国家試験で出題された問題を筆者が一部改変した。正答は下線１．。

> 問い①：２ヶ月の乳児の生活環境を整える援助として最も適切なのはどれか？
> 　<u>１．仰臥位で寝かせる</u>　　２．徐々に固形物を食べる練習をする
> 　３．ベッド柵は上げなくてよい　　４．おもちゃとしてビー玉を用意する

　この問題は選択肢があるので，①が正答（「適切なもの」）であるとわからなくても，その他②～④が「違う」と判断できれば正答できる。ただしこうした理解は，「２ヶ月の乳児にやってはいけないこと」がわかるということであり，「望ましい生活環境」を理解できているとは限らない。

　もちろん，国家試験で正答することができればよい，と割り切って考えるのであれば，「望ましい生活環境」を述べることができなくてもよいが，消去法で回答できるという程度の理解だと，ちょっと紛らわしい選択肢が用意されたら，答えを間違う可能性も出てくる。たとえば，「やわらかい枕を使う」などというような選択肢があったときに，消去法でしか回答できない学生は，迷ってしまうのではないだろうか。

　本来，看護師として働くことができる力があるかどうかを判断するための試験であるとしたら，この問題を見たときに，乳児の安全を保つために窒息や誤嚥を防ぐといった最低限の原則を想起できなければならないし，具体的に病室ではどのような姿勢で，どのような物を置いたらよいか（あるいは，置かないほうがよいか）を理解していることが必要であろう。このように，アクティブ・ラーニング時代に求められる能力とその評価は，単に選択肢問題を解くことができるというだけでは不十分であり，看護に関してもっと言葉を使って表現できるようになることが求められる。そのため，そうした能力を評価する方法を考えていかなければならない。

(2)「文章で説明する力」を評価する方法

　それでは、言葉で説明する力を評価する方法にはどのようなものがあるのだろうか。前のページで例示した「2ヶ月の乳児の生活環境」に関する問題で言えば、次のような問題を提示したら学生は答えられるだろうか。

> 問い②：2ヶ月の乳児の望ましい援助について述べなさい。

　この問題が解答できるかどうかは、どのような授業を展開してきたかにもよるので、一律に難易度を断定することはできないが、一般的には難しいほうの問題ではないかと考える。なぜなら、乳児に行うべき援助は数え切れないほどあり、その中から要点を文章でまとめなければならないからである。仮にいくつか乳児への援助で大切なことを思いついても、「どこから、何を書いて良いかわからない」ということになり、解答できなくなってしまう[注2]。

　そのため、初学者に関しては、「〜について述べなさい」という説明問題を与える場合には、次のようなヒントを示して、語句をつなげて文章にできるかどうかを評価していくこともあり得る。

> 問い③：2ヶ月の乳児の望ましい援助について以下の点をふまえて述べなさい。
> 1．どのような姿勢で寝かせるか　2．食べるものはどのようなものが適切か
> 3．ベッドはどのような状態が良いか　4．おもちゃはどのような物が良いか

　もちろん、試験に出す以上、授業でこうした内容を学習していることが前提である。その上で、ヒントとして示した1〜4の内容について、資料などを見なくても書くことを学生に求める場合には、「持ち込み不可」の試験とする。一方で、看護師になっても資料などで情報を確かめながら「どのように看護するか」を考えることはあるので、資料等を「持ち込み可」として試験する方法もあり得る。

　このように、「文章で説明する力」は、関連する情報を収集し、それを適切につないで表現する力があるかどうかを評価することである。そして、こうした能力（表現力）を中心に評価するのであれば、記憶した知識の正確さはあまり重要視しなくても良いだろう。もちろん、試験であるので答えを点数化しなければならないが、問い③のような問題（10点満点）であれば、「1〜4までの内容について適切に記述されているか（2点×4項目）」と「文章全体が望ましい援助を記述できているか（2点）」というように観点ごとに評価点を定め、そうした記述の有無を参考にしながら加点方式で採点することが一般的である[注3]。

注2）こうした問題を現在、日本の小・中学校で実施されている学力調査ではB問題（活用・応用する力を問う問題）と呼ぶ。日本の子どもの学力問題の諸相と今後の教育方法については、佐藤学(2009)「学力問題の構図と基礎学力の概念」．東京大学学校教育高度化センター編『基礎学力を問う　21世紀日本の教育への展望』．東京大学出版会．pp. 1-32.／佐藤学(2014)「学びの共同体の学校改革——ヴィジョンと哲学と活動システム」．日本教育方法学会編『授業研究と校内研修　教員の成長と学校づくりのために』（教育方法43）．図書文化社．pp. 50-61. などを参照。

注3）問い②のような設問の評価方法も、基本的には解答された説明文の中に、あらかじめ定められた内容がどの程度入っているかを評価していく方法を採ることが多い。

3 「話し言葉で説明する力」を評価する

(1) 話し言葉と書き言葉の違い

　人に説明をする能力を評価する問題は，理解しているかどうかだけでなく，「わかりやすく表現できているか」という点が加わるので，基礎基本を評価する問題よりも難しい。このとき，記述式の問題と言葉で説明する問題のどちらが難しいだろうか。

　一般的に，人は話し言葉から書き言葉へと発達をしていくので[注1]，この点をふまえれば書き言葉のほうが難しい。そして，大学や専門学校の入学試験や定期試験などで筆記試験が多く用いられているのは，書くことができれば理解・表現の両方を評価できると考えてのことだろう。

　しかし，アクティブ・ラーニングで求められる能力には，「コミュニケーション能力」が含まれる。この能力は，あらかじめ考えることばかりでなく，即興的に「やりとり」することも含まれる。すなわち，「書き言葉」であれば収集した情報を頭の中で整理し，書き言葉として表現するまでに一定の時間をおいて考えることができるが，「話し言葉」は「その場で（瞬時に）」考え，判断し，言葉を紡ぎ出さなければならない。

　このように，書き言葉と話し言葉を区別すると，「書き言葉で表現する」という指導・評価だけでは不十分であり[注2]，「話し言葉で説明する力」を指導・評価することが求められる。

　それでは，話し言葉はどのようにしたら評価できるのだろうか。たとえば，患者に治療過程を説明するという看護場面を想定してみよう。このとき，看護師は，「病気のメカニズムや治療の過程を正確に理解している」ことが前提であるが，「話し言葉で説明する」場合には，それに加えて「人（特に専門的知識が少ない患者）」に理解してもらえるように伝える力が求められる。

　具体的には，「使用する用語が患者とその家族に伝わるものであるか」「患者や家族の生活と関係する例示があるか」など，一般の人が理解できるように話せるかどうかを評価する必要がある。また，「ていねいな言葉遣い（敬語で話す等）」といった点や「相手の年齢等を考慮した話し方」なども「説明する力」の評価に含まれる。

注1）ヴィゴツキーは「書き言葉は随意的なものであり，5歳程度の発達が必要な高次精神機能を用いた能力である」と指摘している。詳しくは，ヴィゴツキー著，柴田義松訳（2001）『思考と言語（新訳版）』新読書社．p. 285参照。

注2）もちろん，話し言葉を書き記せば書き言葉になり，逆に，書き言葉を読み上げれば話し言葉にもなるので，両者は完全に区別できるものではない。

(2) 話して説明する場面で評価する

 以上のように，「話し言葉」で人に説明する力を評価する場合には，伝えるべき内容を理解しているかという側面と，「相手をどのくらい意識して話せているか」という側面から評価する必要がある。これは，説明する相手（患者や家族）の情報を問題設定に加える必要があるということである。

 たとえば，前節で取り上げた「2ヶ月の乳児の望ましい環境づくり」を例にすると，「話し言葉」で患者や家族に説明する問題では，状況設定を次のように詳しくすることが必要となる。

> 問題：2ヶ月の乳児を育てる母親から，離乳食はいつごろから食べられるのか，どんなおもちゃを与えたら良いのか教えてほしいという相談を受けました。あなたが看護師だったら，この母親にどのように答えますか？

 この問題では，相手が2ヶ月の乳児を育てている「母親」という設定が加わったので，書き言葉の問題のときのように看護師が用いる専門用語を並べて説明すればよいのではなく，「専門的な知識をわかりやすい言葉に置き換えて話す」ということが求められる。すなわち，正確に内容を伝えながらも，看護の専門知識のない人にわかりやすい言葉を選ぶことができたかどうかという点を評価の視点に加える必要があるだろう[注3]。

 このとき，「母親に向けて話し言葉で書きなさい」という試験をしてもよいが，もっと実践的に試験をするのであれば，教員が母親役になり，学生にその場で話させるという試験の方法もある。堅苦しくいえば，こうした試験は口頭試問と呼ばれるが，ロールプレイを基盤とした実践的能力試験と呼んでもよいかもしれない[注4]。このような試験では，実際のやりとりに近い状況の中で「話し言葉」の力を評価することができるので，「母親（の役の教員）からの質問」に対してどのように（即興的に）応答できるかどうかも同時に評価することができる。ときには学生が予想していない質問をすることもできるので，こうした試験をすればとっさの状況判断力や対応能力を評価することもできる。

 評価点の算出方法としては，「文章で説明する力」の場合と同様に，たとえば，観点を3つか4つ程度決めておき，それが適切な文脈の中で用いられていれば加点していくという方法が一般的である。その観点には「相手にわかりやすい言葉を用いているか」「質問に応答できているか」などを含めて評価することが良いであろう。

注3) 「わかりやすい言葉」で伝えたら，専門的に誤った言い方になったり，誤解を与えるような表現になったというのでは高く評価することはできない。このように考えると，日常用語で語りながらも専門的に正しく伝えるということを評価の観点に加えることが話し言葉の評価であるといえる。

注4) 看護の分野で行われている OSCE（客観的臨床能力試験）は，実践的な態度や能力を評価することを含めた広義の口頭試問とみることもできる。

4 アクティブ・ラーニングにつながるレポート課題

(1) 「試験」ではない評価の方法

　これまで，いわゆる定期試験の内容と評価方法について述べてきたが能力評価には，試験しないで評価する方法もある。

　たとえば，授業で概要を理解し，その発展課題としてちょっとしした調べ学習をさせ，その内容をレポートとして提出させるという方法がある。筆者が行っている授業においても，「バリアフリー」について学習した上で[注1]，看護学生には「病院の中にあるバリアとそれを取り除く方法」についてレポートさせたことがある[注2]。

　このような課題の出し方は，小・中学校の実践では「ジャンプの課題」[注3]と呼ばれている。すなわち，授業で基本的な考え方や具体例を学んだ上で，それを実際の場面に応用して考えることができるかどうかを問う課題の与え方である。本来，こうした力を育てることを目指すことがアクティブ・ラーニングの主旨であるので，授業の中でも「ジャンプの課題」を与え，発展的・応用的に考えることが求められるが，そうした力が身についたかどうかを評価することも必要であろう。

　こうした評価は大学や専門学校ではレポート課題として出されることが多い。ただし，レポート課題では，模範解答をあらかじめ想定することは難しいので，「このような内容が含まれていれば○点」というように，記述式の評価と同様にはできない。そこで，以下のように観点をあらかじめ学生に伝えておき，それをふまえてレポートさせることが必要となる。

> ●授業の内容がふまえられていること
> ●自分なりの考え（調べたこと）が含まれていること
> ●上の2つが論理的につながっていること

　実際に評価する際には，上記の観点ごとに配点を決めておき，内容を見て得点を決める。内容の正確さや考え方の斬新さなど，細かい評価項目をある程度定めておくと，評価者間の差はそれほど大きくならずにすむだろう。

注1）授業ではバリアフリーの制度，街で見かけるバリアフリーの施設・設備，バリアフリーの課題（心のバリアなどを含む）について学習している。

注2）あらかじめ課題を提示しておき，調べておいてもらって，試験の時間にレポートを書いてもらうという方法をとることもある。

注3）佐藤の提唱する学びの共同体では，学習した内容を発展させて考える課題を「ジャンプの課題」と表現している。佐藤学（2001）『学力を問い直す—学びのカリキュラムへ—』．岩波ブックレットNo. 548．岩波書店．を参照。

(2) レポート課題の評価の原則

評価について考えると，教員にとってはどのような評価基準を設けるかという点が関心事となるが，理想的には意欲的な解答については肯定的に評価することが原則である。特に，レポート課題については，基本的には加点方式で，仮に間違った記述をしている場合には，朱書きして間違いを指摘しながらも，それをもって減点するというようにはしないほうが良い。その理由は，授業で学習した内容を発展的・応用的に考える課題では，そもそも学生の能力が集団の中でどのくらいの位置にいるのかを知るためのものではなく，その人の現在のもっている力を絶対的に評価することが大切だからである[注4]。

絶対評価をする課題については，課題の出し方を工夫することが教員に求められる。たとえば，「バリアフリー」について学習した上で，「街で見かけるバリアフリーについて紹介しなさい」という課題を出したとする[注5]。こうした課題は決して「悪い」というものではないが，看護学生には，あまり魅力的な課題として受け止められない可能性が高い。それは，看護学生が真に知りたいこととずれているからである。

もちろん，街で見かけるバリアとその取り除き方を知っていることが，病院で患者に対応する際の基礎となるので，まずは街で見かけるバリアフリーを学習するということは大切なことであろう。しかし，レポート課題を課して自主的に学習を発展させる場合には，「その課題は自分にとって必要な調べ学習となるのか」という点がとても重要となる。そのため，筆者は看護学生に授業をする場合には，「病院のバリアフリーについて述べなさい」というようなテーマでレポート課題を提示するようにしている。

このように，課題の出し方で学生が意欲的に調べようとするかどうかも変化する。もちろん，どのような課題設定がよいかは一律に言えないが，筆者は次の2点をふまえることが重要であると考えている。

> 1. いずれ自分が身を置くべき場で活用するだろうと思われる課題
> 2. 今の自分の実力では解決できないが，少し背伸びをすればできそうな課題

このように，アクティブ・ラーニング時代のレポート課題は，自分で新しい情報を収集したいと思う課題と向き合わせることが重要である。その上で，授業で学んだ知識を活用しながら，「自分が看護師になったときにどうするか」という点と向き合わせるように記述させ，知識のみならず，学生の発想や具体的な行動の示し方について加点していくことが望ましい。

注4) 試験の平均点や得点の分布によって，自分がどのくらいの位置にいるかを理解させる評価を「相対評価」と呼ぶ。これに対して，学習者間の比較ではなく，学習者内の力がどのくらい発揮できたのかをフィードバックすることを「絶対評価」と呼ぶ。

注5) この課題は筆者が大学の教養科目（教育学部のみならず，理学部や人文学部等のすべての学部の学生が受講する授業）で，バリアフリーの学習をしたあとによく出すレポート課題である。

第8章
アクティブ・ラーニング時代の評価方法②
——看護実践能力を評価する方法——

1　技術の習得レベルを評価する方法
2　実習で学んだことを評価する方法
3　意欲は評価できるのか？

1 技術の習得レベルを評価する方法

(1) 技術を評価するときの留意点

　前章で検討した書き言葉や話し言葉の評価では,「○○の内容が含まれていれば……」というように評価の観点を明示することが比較的容易であった。ただし,そういう中でも,「全体の文章表現がわかりやすいか」というような「人によって評価が違ってくる要素」も含まれていた。このことは,技術を評価する場合でも,基本的に同じである。

　たとえば,運転免許を取得する際の実技講習を例にして考えてみよう。運転免許の取得には,「発進」「右折・左折」「停止」「坂道発進」など,車を安全に運転するための技能を習得する必要があり,その一つ一つに操作手順やルールが決められている。自動車教習所では,複数の教官が多くの受講者に対して共通した尺度で評価ができるように,こうした項目や手順が明示されていて,それをクリアできたと判断される場合に合格となる。

　看護教育で指導している看護技術を評価する場合についても,まず,こうした視点から評価基準を整理することが必要である。具体的には,評価すべき実技項目はどのような手順で指導しているかをまとめた上で,手順通りにできたかどうかをチェックするための表を作成する。そして,手順をどこまで逸脱すると不可となるのか,逆に,どこまでできていれば合格とするのかといった判断基準を明確にする必要がある。

　たとえば,運転技能でいえば,「安全な速度で交差点を右折／左折することができる」といった評価項目があった場合に,「安全な速度」とは時速何 km 以内を指すのだろうか。一般的にすぐに停止できる速度を「徐行運転」と表現し,おおよその基準が時速10 km 以下となっている。しかし,狭い道幅の交差点であったら,たとえ時速10 km 以下であっても危険な場所はあるかもしれないし,大きな交差点で時速12 km を出したら危険であるかというと,必ずしもそうはならない。

　こうしたあいまいな基準は看護技術においてもあるだろう。たとえば,「包帯を巻く」という技術では,提示された課題の状況や文脈によって,あるいは人の見方によって多少異なってくる。このように,技術の評価は基準を明確にしながら,あいまいな境界をどのようにとらえるかということが検討課題となる。

(2) ルーブリック表を用いて共通の尺度をつくる

こうした技術評価に含まれる「あいまいさ」や「見方の違い」を最小限にして，ある程度統一した方法で評価できるものとして注目されているのが「パフォーマンス評価」である。パフォーマンス評価とは，「ある特定の文脈のもとで，さまざまな知識や技能などを用いながら行われる，学習者自身の作品や実演（パフォーマンス）を直接に評価する方法」と定義され，演奏や演技，作品，PBLなどの制作物に加えて，医療教育や教員養成などの実技評価に用いられている[注1]。

そして，こうしたパフォーマンス課題を評価する場合に作成されるのがルーブリック（rubric：評価指標）である[注2]。ルーブリックは，評価対象となる課題をある程度の尺度内におさまるように，表を作成し整理したものである。たとえば，食事介助などの技術を評価するルーブリックを作成すると下のようになる。こうした基準に基づき，技術を評価すれば，評価者による差はそれほど大きくなることはない。

もちろん，「人間関係を築く力」や「コミュニケーション能力」など，もともと「〇」か「×」で判定することが難しい能力を評価する際にもパフォーマンス評価を用いることができる。この場合には，「表情から患者の気持ちを推察し，対応を考えることができる」というような基準を作った上で，「おおむねできる」状態を「4レベル」，逆に「ほとんどできない」状態を「1レベル」とするなど，ルーブリック表を用いると評価内容とそのレベルを明確化することができる。

注1) 松下佳代（2012）「パフォーマンス評価による学習の質の評価——学習評価の構図の分析にもとづいて」．『京都大学高等教育研究』第18号, p. 76を参照した。

注2) 西岡加奈恵（2008）『「逆向き設計」で確かな学力を保障する』明治図書．p. 24を参照。

パフォーマンス課題：食事援助技術　臥床患者への食事介助

レベル（評価）	Ⅳ (A)	Ⅲ (B)	Ⅱ (C)	Ⅰ (D)
計画した看護を安全・安楽・自立に留意して実施できる	誤嚥・窒息することなく，食事の介助ができる	必要なときに指導者が助言を加えればできる。（ある程度，実施できるが，まだ一人で任せられる状態ではない）	指導者のあとに続いて実施すればできる。（その場でやって見せればできる）	誤嚥・窒息に配慮した食事介助ができない

図8.1　看護技術に関するパフォーマンス課題とルーブリック例

(3) ルーブリック表を用いた評価の特徴

　実際の看護教育では，臥床患者に食事介助をする場面を実技試験で設定することは難しいので，模擬患者やモデル人形などを使って，食事介助の手続きを実演させる方法をとることが多いだろう。そのため，評価の場面でも，「実際に誤嚥や窒息をしなかったかどうか」をチェックするのではなく，「この技術（介助方法）で，誤嚥や窒息の危険がなく食事介助ができるかどうか」を教員が見て判断し，そのレベルを評価することになる。

　また，評価者間の差を埋めるために，「複数の人による評価」を原則とし，公平性を担保していくことも必要であるだろう[注3]。複数の評価者で大きく評価が分かれたときには，視点がずれていたと判断し，どのような視点で評価したかを評価者間で話し合い，協議したうえで評価点を決定することが望ましい。

　ただし，パフォーマンス評価については，1点刻みで得点化することが難しい場合もある。たとえば，Ⅲレベル（B）の範囲に入る技術だと評価したとしても，限りなくⅣレベル（A）に近い人もいれば，限りなくⅡレベル（C）に近い人もいる。仮に評価者間で同じレベル内に落ち着いたとしても，細かい点数は違うこともあり，総合的に評価すると「おおよそⅢレベル（B）」というように成績評価することが精いっぱいのこともある。

　このように，技術の評価というものは，もともと「おおよその技能レベルを評価する」ものであり，自分の到達している段階（レベル）を知るということを主眼とするべきである。もちろん，学生から評価に対する不満がでないように，どうしてその評価となったのかを説明することができるようにしなければならないし，評価点を算出する方法を明確にして，学生に伝えられるようにしておくことは必要である。そのため，大まかな評価基準だけでは統一して評価することが難しいようであれば，下位基準として評価すべき技術の内容を詳細に記載した手引書のようなものを作成することが必要であるかもしれない（表8.1参照）。

注3）フィギュアスケートなど，芸術性を評価するスポーツ競技などでは必ず複数の審査者がいる。複数の審査者で評点が分かれたときには，単純に評点を合算して100点満点に換算することもあれば，協議して一致点を探る方法もある。

表8.1　ルーブリック評価の下位基準（例：臥床患者の食事介助に関する技術）

安全	●適切な体位や姿勢を考えて介助ができる ●1回に口に入れることができる適量がわかる ●飲み込みを確認して食事の介助ができる
安楽	●咀嚼しやすい食べ物を選んだり，咀嚼しやすい状態にして食事の介助ができる。 ●飲み込むペースに合わせて介助ができる。
自立	●どこまで自力で食べられるかを理解して，介助の量を調整することができる。 ●好みや順番を把握しながら介助ができる

　ただし，下位基準を作成する場合にも，学生に求める技術はこのような内容・表現で良いのかと議論し始めたら，やはり「あいまいさ」は残るし，評価者間で意見は分かれる。最終的には，評価する集団である教員の価値観や指導観がルーブリッ

クに反映されるものであるので，普段から学生に求める技術とは何かを教員間で話し合い，大まかに意見を統一しておくことが重要である。

(4) ルーブリック表を作成して終わらないために

　ルーブリックの作成にはそれなりの時間と労力がかかる。看護師としてどのような能力が求められていて，どのようなパフォーマンスを評価するべきであるかという点を整理するだけでも，いろいろな資料を集めて検討しなければならない。たとえば，「食事介助」という一つの技能を取り上げても，その技能に含まれる具体的なスキルはどのような内容となるのかを検討するのは大変な労力を要することだろう。

　このため，看護教育の現場でルーブリックの内容を検討する際に利用できるものがあれば，有効に活用し，省力化することも重要である。たとえば，「看護学校卒業時に求められる能力」は，すでに一覧表になって示されている[注4]。また，さまざまな分野において，技術を評価するシートが開発されており，そうした他の分野の情報を参考にしてルーブリックを作っても良い[注5]。

　最後に，すべての看護技術を網羅するように，一度にすべてのルーブリックを作成しようとするのではなく，「この技術に関しては，ルーブリックを用いて評価することが不可欠である」と考えるものから順次，作成し，活用していくと良いだろう。そもそも，評価というものは，ルーブリックを作成することが目的なのではなく，学生に「この技術の評価はここを見ている」というものを伝えて，指導に活かすべきものであろう。

　このように，指導と評価を連動させることにより，技術習得のポイントを学生と共有することができれば，労力と時間をかけてルーブリックを作成する価値があると考える。

注4) 厚生労働省医政局看護課（2011）「新人看護職員の臨床実践能力の向上に関する検討会」報告書．厚生労働省ホームページ：
http://www.mhlw.go.jp/shingi/2004/03/s0310-6.html を参照。

注5) たとえば，介助サービスに関する技能評価シートとして，独立行政法人雇用・能力開発機構が「日本版デュアルシステム訓練修了後の評価項目作成支援ツール」を作成している。詳しくは以下を参照。
https://www.jeed.or.jp/js/kyushoku/ dual/ course/ dstool/data/Help/rei/cs_youshiki3.pdf

2　実習で学んだことを評価する方法

(1)　「技術」と「実習」の評価の違い

　看護学生が授業等で身につけた知識や技術を発揮する機会として実習がある。実習では実際の患者の様子を観察したり，患者と話したりして，看護の一部を実践するものであるので，そこで実践したことは「パフォーマンス」の一つであり，評価することが可能である。

　ただし，前節で述べた「技術」の評価場面，たとえば，食事介助などの看護技術の一つを取り上げた評価と実習の評価は多少，異なる点がある。この違いを整理する意味で，「知識」「技術」「実習」の評価について，「再現できるか（再現性）」「状況・文脈による変化はあるか／患者との応答性はあるか（文脈・状況・応答性）」という2つの側面から大まかに整理すると次の表のようになる（表8.2）。

表8.2　知識・技能・実習の特徴

	知識の評価	技術の評価	実習の評価
再現性	◎	○	×
状況・文脈・応答性	×	○	◎

　すなわち，文脈をつくり，ある状況の中で看護実践をするという点では，「技術」の評価と「実習」の評価には共通点があるが，実習のほうがより文脈や状況に依存している。これは，技術の評価であれば「同じような状況をある程度，再現することができる」が，実習の場合には同じ患者が同じ状態で入院してくるようなことを想定することができないので，「再現」することができないという意味である。

　そのため，「実習」の評価については，前節で述べたルーブリックを用いて評価しようとすると不公平な状況が生まれる可能性がある。たとえば，ある実習の評価規準[注1]を「患者と援助的コミュニケーションの関係が築ける」とした場合，どの患者も均質であれば学生のパフォーマンスの差で評価できるが，実習の場合には，「あの患者は気難しくて，正規の看護師でも大変だと思う」と実習指導者が考えている患者に対応した学生は，不利な立場に置かれた状況で評価を受けることになってしまう。

注1)　教育の目標を大まかに表現したものを「評価規準」と呼ぶ。この規準を具体的な項目にして記述したものは「評価基準」と記す。

(2)「エピソード」を用いた評価を併用する

このため，実習のパフォーマンスを評価する場合には，患者の特性に左右されない基準を作成しなければならない。たとえば，「患者に誠意を持って説明しようとする姿勢がある」とか，「ていねいな説明を心がけている」など，看護師一般に求められる態度や技能を「援助的コミュニケーションの基本スキル」と考えれば，公平な評価するが可能となる[注2]。

ただし，こうした基本スキルを基準とする評価は，最終学年で行う実習では，不十分な評価内容であると考えられる。なぜなら，「患者の状態に合わせて，看護の過程を考えることができるかどうか」という点を評価することが最終学年の実習では求められるからである。

こうした実習では，一律にルーブリックを用いて評価をすることに限界がある。そのため，実習中のエピソードを取り上げて加点していくことが必要である。たとえば，もともと援助的関係を築くことが難しい患者を受けもった場合には，ルーブリックで評価すると「援助的関係は十分に取れていない」という項目にチェックが入ってしまう。しかし，実際の実習場面を観察したり，実習指導者から得られた話では，この学生はそれでも毎日，患者と関係を築こうと努力をしていたということが確認できたとする。そうした努力の甲斐あって，次第に返事くらいはしてくれるようになった，というエピソードを聞き取ることができたとする。

こうした学生のパフォーマンスは，加点する余地があると判断できる。実習中に得られたエピソードを評価に加えることで公平性をより担保することができる。

注2) 専門分野別の実習ではなく，1年生や2年生で行われる基礎実習はこうした点を中心にルーブリックを使って評価することは十分に可能である。

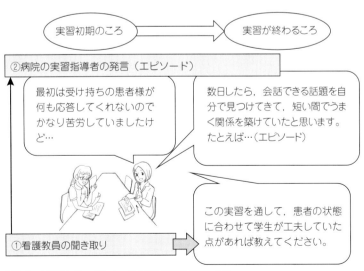

図8.2 実習中のエピソードを聞き取り評価する

(3) 実習の振り返りを評価する

　実習は単に実際の場面でのパフォーマンスを評価するだけでなく,「実習」からどのようなことを学んだのかという点を評価することも大切である。このとき,「実習の記録とまとめ」を提出したら10点というように,内容はあまり問わずに,学生なりの省察があれば一律に加点するという方法もあるが,「振り返りの内容」を質的に評価することも可能である。

　たとえば,小児看護学実習を終えた後に,「保護者への対応で学んだことをまとめなさい」というようなテーマで振り返らせたとする。こうした視点を持たせることで,患者（子ども）だけでなく,家族（主として親）にも目を向けさせることができるだろう。こうした振り返りを通して,実際の実習で出会ったいろいろなケースを総合し,保護者を含めた小児看護観を評価することができる（具体例を以下に掲載した）[注3]。

注3) ここで紹介した「振り返り」はプライバシー保護のため,脚色し,架空の学生の振り返り記録としている。

学生Aの振り返り	学生Bの振り返り
保護者は子どもの様子を細かく話すことができるんだと思った。これは,子どものことを毎日観察しているからできることで,看護師はこうした保護者から積極的に情報をもらうべきだと感じた。	保護者は子どもの様子を細かく話すことができていた。そして,子どもの苦しみを同じように感じていて,子どもの気持ちも一緒に口にしていた。指導して下さった看護師はこうした保護者から平熱や排便の状況など,いろいろな角度から質問していた。こうしたスキルを自分も身につけられるようにこれから勉強したい。

　これらのレポートの違いがどこにあるかを検討すると,学生Aは出会った保護者をしっかりと観察をして,保護者から情報を引き出すことの大切さに気づいた「振り返り」になっている。一方,学生Bは保護者の様子を観察しているだけでなく,実習指導者が使っていた情報の聞き出し方についても着目することができていて,実習の経験を自己のスキルに取り入れようとしている。このとき,学生Aが平均的,標準的な振り返りだとすると,学生Bはいろいろな角度から実習を振り返ることができていて,次につながる考察ができていると高く評価することができるだろう。

(4) 「看護観」を質的に評価する視点

　以上のように,学生は実習を通して「患者」から学び,「家族」から学び,そして先輩看護師である「実習指導者」から学んでいる。こうした学びを繰り返し,最終的に行き着くものが「看護とは何か？」という究極的

な問いに対する学生なりの考え＝看護観である。

　たとえば、前のページで紹介した学生Bが高齢者の病棟で実習したとする。そこで小児看護学実習で見た状況と同じように、家族は入院している高齢者のことを詳しく話していた。そして、指導してくれた指導者（看護師）は家族からいろいろな情報を聞き出している姿を見たとする。この学生は、実習を終えて、「患者の家族」の重要性や、患者からの情報の引き出し方をある意味で「普遍的」に理解するようになるだろう。

　こうした学生の成長は、たった一度の実習を取り上げるだけでは見えてこない。むしろ、時間の経過の中で「熟成」されるようにして身についていくものであり、いろいろな環境の中で、いろいろな人と関係する中で「少しずつ」「何となく」わかってくるものである。

　以上のような看護観の評価は「時間」や「環境」「人との関係性」の中で形成される（図8.3参照）[注4]。ただし、「○○観」の形成は、一つの授業や実習の枠におさまらないものであり、そうしたものまで点数化し、A／B／Cで評価すべきものではないと考えることもできる。単位修得とは関係のないところでの評価、たとえば、進路相談のときに「あなたは〜のような考え方ができるようになってきたね」というように個別的にフィードバックすることのほうが、学生の看護観の形成には効果的な場合もある。このように、評価とは、試験で点数化するばかりでなく、教育活動全体の中に位置づけ、学生を指導していく重要である。

注4）看護観が「時間」「環境（空間）」「人との関係性」の中で形成されるという点は、第2章の授業紹介の中でもふれられている。

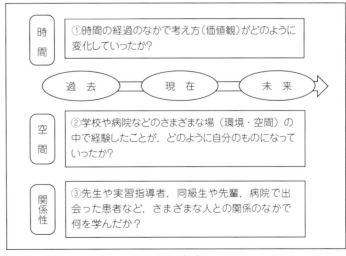

図8.3　看護観を深めるための3つの視点

3 意欲は評価できるのか？

(1) 学生の意欲の変化を見つめる

　看護観が「時間」「環境（空間）」「人との関係性」の中で徐々に熟成されていくものであるとしたら，看護師になろうとする「意欲」も教育期間全体を通じて高めていくものである。それは，意欲（看護師になる気持ち）は「ある」か「ない」かという二分法的な見方をするよりも，もっと流動的に変化するものととらえる必要があるからである。

　たとえば，入学の当初はみんな不安を感じている。看護師になりたいなという漠然としたイメージで看護学校に入学してきた学生は，分厚いテキストをまとめて購入したときに「大変なところに入学した」と思うかもしれない。しかし，友だちができ，励ましあいながら何とか学習を続けていきながら，初めて病院実習で患者さんから言われた一言が心に響き，看護師になろうと決意を固めたということもあるだろう。一方，卒業学年になり，多くの病院実習を経験するうちに，今度は医療や看護の難しさと奥深さを改めて感じて「自分にこの仕事が本当にできるのか」と再び不安になることもあるだろう。

　このように，学生は時期によってさまざまな気持ち（不安や期待）を抱いている。そのため看護教員は，期待や不安を抱いている学生の気持ちに応じて，どんな場面で，どのように働きかけるかを考えることが必要である。

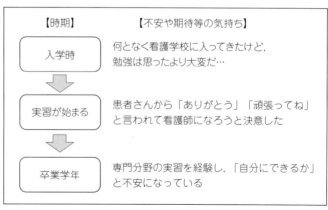

図8.4　学生の意欲を「流れ」でみつめる

(2) 意欲は「きっかけ」で変化する

以上のように考えると,「今のあなたの意欲は〜の状態にある」と客観的に評価することは意味があると思えない。もちろん,モチベーションを測定する尺度がないわけではないが,教員が行うべきことはその状態を客観的に評価することではなく,変化をとらえつつ,意欲が向上するようにさらに働きかけていくことである。

具体的には,看護師の「やりがい」を感じられるように患者さんとの交流を企画したり,振り返りの時間にやりがいにつながる話を意図的にするなどが考えられる。また,モチベーションが下がりやすい時期に卒業して看護師をしている先輩と直接,話をする機会をつくったり,自分史などを作成させ,「看護師になろうと思ったときの気持ち」を確認させるなど,意欲の維持・向上をはかっていくことが重要である(図8.5参照)。

もちろん,こうした意欲の維持・向上を意図した計画は,教育課程に位置づけられている授業の中で行わなくても良い。廊下での立ち話を含めて,インフォーマルな場面(正式な指導時間外)を活用するほうが効果的な場合もある。

いずれにしても,意欲というものは,単に「やる気」を引き出すというものではなく,「看護師になる」という意識を育てることと関係づけることが重要である。意欲をこうした点からとらえると,指導者から叱責されて嫌になりかけた時こそ今の気持ちを表現させ,意欲の維持・向上について語り合うことが重要であると考える。こうした関わりの中で,「看護師になる」というプロ意識がどのように芽生え,変化していったのかという学生の成長過程を記述することが意欲の評価であると考える[注1]。

注1) 指導と評価を一体的に実施し,学習者の変化を記述していく評価方法をポートフォリオ評価という。

意欲が変化する「きっかけ」を用意する
- ●実習―どのような体験・経験をさせるか?
- ●患者さんとの交流―体験談を聞くなど
- ●先輩の話を聞く―卒業後の生活・やりがい・勉強しておけばよかったことなど
- ●自分史の作成―どのような看護師になりたいか/卒業後,どのように過ごすか

↓ ↓

卒業までに意欲を「プロ」意識に変える(意図的・組織的取り組みが重要)

一方で,全体的な意欲向上プログラムにのれない学生への個別指導

図8.5 看護学生の意欲を支える指導

第9章
アクティブ・ラーニングを支える学級づくり

1 「学級開き」を通してクラスの雰囲気をつくる
2 特別活動を通した学級集団づくり
3 教員の指導姿勢と学級づくり

1 「学級開き」を通してクラスの雰囲気をつくる

(1) 学級づくりは初日から始まっている

「学級開き」という言葉を聞いたことがあるだろうか。小・中学校のクラス担任の先生たちは4月に新しい学級が編成され，始業式の日に子どもたちをクラスに迎え入れるその日を「学級開き」と呼んでいる。この日から新しいクラスが始まり，その年度のクラスの方向性を決める重要な日だと位置づけ，クラス担任の先生は最初のホームルームの時間に子どもたちに何を話すか，あらかじめ用意していることが多い。

それでは，教育を受けてきた私たちは，始業式の日の最初のホームルームで担任の先生が話した内容をどのくらい覚えているだろうか。このように問いかけると，多くの人は「覚えていない」と口にする。それは，「みんなで楽しく勉強しよう」とか，「上級生になったから，下級生の面倒をちゃんとみてほしい」とか，子どもにとってはごく普通の話をする先生が多いからである。

こうした子どもにとっては当たり前な話でも，学級づくりにはとても大きな意味をもつ。たとえば，「みんなで楽しく勉強しよう」という方針を伝えた先生のクラスでは，どんな授業をしてくれるのか子どもたちは授業を楽しみにすることだろう。あるいは，「下級生の面倒を見る」ことを目標に掲げられたクラスでは，上級生になったことがうれしくて，下級生のお世話をたくさんしようと，やはり次の日から学校に登校することを楽しみにするだろう。

もちろん，方針を伝えただけで，次の日からいつもと同じような授業が展開されたり，「下級生の面倒を見る前に自分のことをしっかりやりなさい」などと言われ続けたら，学級開きの話は無駄になる。しかし，始業式という節目の日から，前のクラスとは違う新しいクラスの雰囲気ができあがり，新しい学校生活がスタートすることは間違いないことであろう。そうしたきっかけを小・中学校の先生たちは大いには利用しているということである。

これは，最初に出会った日のホームルームで何を話すかによって，このクラスを方向づけることになるということでもある[注1]。大学や専門学校といった高等教育機関においても，グループワークやアクティブ・ラーニ

注1) 佐々木潤 (2015)『学級開き入門』明治図書. など，学級開きに関連する書籍は数多く刊行されている。

ングを中心に学習を展開するのであれば,「学級開き」という視点をもってクラスの雰囲気づくりを年度当初から開始することが重要であると考える。

(2) 看護学生にとっての学級開き

それでは,看護学生を指導する教育現場では,どのような「学級開き」をしてきただろうか。大学のような比較的組織の大きい学部では,入学式のあとに新入生ガイダンスや授業オリエンテーションと称して,1学年すべての学生を集めて100人から200人規模の大教室で単位修得に関する「説明会」が開かれていることが多い。その後,数十人規模のクラスに分かれて,最初のホームルームが行われているが,そこでも学校生活に関する「説明」に終始してしまうことも多いのではないだろうか。

そもそもオリエンテーションとは,「方向付ける」という意味である[注2]。看護学生でいえば,「看護師の資格を取得する」という方向に向かって習得すべき単位や科目を理解してもらうことが年度当初のオリエンテーションの大きな目的である。

しかし,看護教育は,単に資格を取得するためだけの講習会場ではなく,「看護師になる」という意識を育てる場所でもある。このように考えると,当該学年ではどのような心持ちで学習に臨んでほしいのか,下級生に対してどのような姿勢を示してほしいのかなど,学生全体の集団をどのように「方向付ける」かということも,看護学校の「学級開き」で重要なことであるといえるだろう。

以上の点をふまえて,看護学校で行われている4月のオリエンテーションやガイダンスについて,上記の点から内容を見直すことが必要である。すなわち,このクラスはどのようなクラスになってほしいのか,その中でどのような学びをしていってほしいのかを教員が語ることが求められる。そして,この話を聞いた学生が明日からの授業や学習に期待をもつことができるようにオリエンテーションをすることが重要である。

注2) オリエンテーションのほかに,「ガイダンス」という言葉も良く用いられるが,「ガイダンス」は「ガイドする」という意味であり,わからないことを「案内する」という意味が強い。

「学級開き」で話すことを考えてみよう

| 履修方法等の説明 | ● どのような科目を、どのように履修するか。
● 教科書、持ち物の確認／定期試験や単位認定のルールの説明。 |

だけで終えるのではなく…

| どのような学級にしたいか? | |
| その学級でどのように学んでほしいか? | |

2　特別活動を通した学級集団づくり

(1)　学級集団はいざこざの中で成長する

　学生に中学や高校のときの思い出を尋ねると，文化祭や修学旅行といった学校行事を挙げる人が多い。こうした行事は教育課程上，特別活動[注1]に位置づけられ，人間関係や社会性をはぐくむ重要な指導機会となっている。時には，クラスになじめない生徒が学級の中に入っていくきっかけとなることもあり，集団形成にはとても重要な役割を果たしている[注2]。

　こうした特別活動の意義について，文化祭を例に考えてみたい。高校生の文化祭ともなれば，クラス委員や文化祭実行委員の人を中心に，どのような模擬店を出すかなどを話し合い，基本的に生徒たちで企画を進めていくことだろう。ただし，模擬店の内容や，役割分担が話し合いですんなりと決まるとは限らない。多くの場合，「あまりやりたくない」といった非協力的な人もいて，クラスのまとめ役になっていた人が「もう嫌だ！」と投げ出そうとすることもしばしばみられる。

　このように，クラスによっては文化祭当日まで間がないにもかかわらず，まったく話し合いが進んでいないこともある。一方で，はっきり指示を出せないでいるリーダーをみて，周りにいる友だちがフォローしはじめたり，何かをきっかけに一致団結するようになることもある。そして，クラスの集団（そこに所属するメンバーの人間関係）は，日々変化しながら模擬店の準備は進められていくことだろう[注3]。

　こうしたなかで，教員は生徒の気持ちを聞きながら，集団活動にクラス全員が参加できるようにかかわっていくものである。ただし，生徒の自主的な企画・運営を妨げることのないように，あまり直接的なことは言わず，それとなく働きかけることが求められる。こうした「指導」を進める中で，行事を終えたときに，以前よりもクラス集団が結束し，協働し合える雰囲気に高めていくことが特別活動の指導である。

　以上のような実践は，看護教育の現場でも似たような場面はないだろうか。多くの大学・専門学校では文化祭があり，そうした中でリーダーシップを発揮する人，リーダーに協力的な人，非協力的な人などがいて，さまざまな出来事が繰り広げられているが，その中で看護教員はどのように指導するべきであろうか。

注1)　小・中学校の教育課程では，国語や数学などの「各教科」のほかに，「道徳」「総合的な学習の時間」「外国語活動」に加えて，「特別活動」という柱が立てられている。特別活動は，学級で行うホームルームや，遠足，運動会等の学校行事が含まれる教育活動である。

注2)　熱田智 (2009)「新しい生徒指導のかたち　自己理解と他者理解を基盤にした関係づくり」．湯浅恭正編著『自立への挑戦と授業づくり・学級づくり』．明治図書．pp. 123-136．／上田華 (2009)「特別に支援する集団ではなく『ともに生きる集団』に」．湯浅恭正編著『自立への挑戦と授業づくり・学級づくり』．明治図書．pp. 87-104．などを参照。

注3)　団結する前に，喧嘩に近いような本音での言い合いがあることもあり，団結までの道のりは決して平たんではないことが多い。

(2) 集団活動の基盤となる「協調性・社会性」を育てる

ここで,非協力的な人に対してどのように指導するかを考えてみたい。

① 「みんなで協力してやりなさい」
② 「どうしたらみんなで協力してできるか考えてみて」

という2種類の働きかけがあるとする。どちらが正しいと言えるものではない。基本的には②のように自発的に「協力するとはどういうことか？」を考えさせるべきであるが,実際の指導場面では,①のように直接的に協力することを促すことが必要なこともある。大切なことは,教員に「協力するように」と迫られたとき,学生がどのように感じ,どのように自らの態度や行動を変容させていったかという点である。

言い換えると,①や②のように言えば「協力する態度」が育つというものではない。むしろ,クラス集団に対してどのような「意識」でいるのか,その中でどのような役割を担おうとしているのかということが,集団のなかで協調性や社会性を発揮する前提である。そのため,態度面や行動面への指導だけでなく,責任を果たすことの重要性や,みんなでやり遂げることの価値について話し,こうしたことは看護師になっても求められる資質や能力であるということを伝えていくことが大切である。

もちろん,高等学校を卒業した看護学生に対する教育では,このような集団で活動するための基礎的な素養(協調性や社会性など)はすでに身についているという前提で,「特別活動」は必要ないと考えることもできる。しかし,近年の傾向として,看護学生が人間関係やコミュニケーションを学ぶ必要があるのだとしたら,文化祭などの学校行事を利用して協調性や社会性を育てる指導が必要であると言えるだろう。

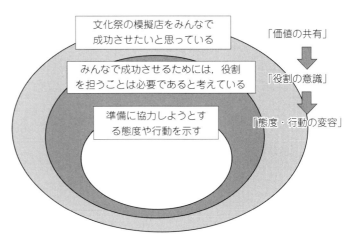

図9.1 役割を果たすことができるようになる過程

(3)「特別活動」の計画を立てる

小・中学校の「特別活動」は教育課程に位置づけられた重要な柱の一つである。そのため,「特別活動」についても,教育のねらいや年間計画,あるいは指導体制等が明記された書類が作成されている。校外宿泊学習など,予算を確保し,安全の確認が必要な行事については,学校を管轄する教育委員会へ届け出ることが必要なものもある。

看護学校では,「学生自治会」が組織されていることが多いが,教育学的にはこうした学生の自治組織による活動は特別活動の一つとみなすことができる。たとえば,4月に学生自治会が主催して「新入生歓迎行事」が行われているならば,教員も施設を貸し出す許可を与えるだけでなく,機会をとらえて「それとなく」みんなで協力することを促していく指導をすることができるだろう。

このように,大学や看護学校という場においても,「特別活動」はそれなりに存在する。1年間を通してどのような力を身につけていくことが課題であるかを整理しながら,特別活動の「ねらい」「活動」「教員からの働きかけ」などを整理し,計画的に取り組むことが重要である(図9.2参照)。

注4) こうした職場の同僚と支えあいながら仕事を進めていく力を「同僚性」と呼ぶ。チームワークのよい職場には「同僚性」が認められるものである。

そして,学校全体で,年間を通してはぐくまれた協調性や社会性は,グループワークやアクティブ・ラーニングを進めるときに,安心して集団活動に参加する前提となることだろう。また,実習などで同じ病院に行ったときには,仲間で助け合う集団づくりにもつながり,最終的には就職したあとに職場の同僚とチームで働く基盤となると考える[注4]。

月	4	5	6	7	8	9	10	11	12	1	2	3
ねらい	一緒に学ぶ仲間づくり	協力して活動する				支え合うことを学ぶ(実習を意識して)		………				
学校行事							文化祭に向けた準備	………				
学生自治会	新入生歓迎会											
その他	週番などの係分担	授業の中にもグループワークを取り入れる						………				

図9.2 特別活動の年間指導計画(例)

3 教員の指導姿勢と学級づくり

(1) 人間関係の基盤となる学級

　集団の中で自らすすんで役割を担い，責任をもってその役割を果たせる学生を育てることは，とても重要なことである。そのため，学生にはいろいろな役割を与え，それを果たせなかったときには厳しく叱責し，自覚をもたせるということも看護教育では必要である。

　しかし，看護学生と看護教員の間に十分な信頼関係がない中で，ただ「厳しく指導する」というのでは，学生はついてこない。もちろん，何でもお膳立てをして，失敗しないように，優しくしてあげればよいというわけではないが，看護師が患者と信頼関係を築くさまざまな工夫をするというのと同じように，看護教員も学生と信頼関係を築く工夫が必要である。

　このとき，参考になるのが，アタッチメント理論である。アタッチメント理論では，人が出会い，関わりあって，相互に信頼し合う関係に発展するプロセスは，親子関係のみならず，教員と生徒関係にも応用できると考えられている[注1]。具体的には，人はいつもお世話をしてくれる「他者」を意識できると安心し，安全基地の中で自分の活動を広げていく。いずれ，そうした活動に自信をもてるようになると，安心できる人が近くにいなくても，社会的な活動ができるようになる（下図参照）。

　こうした人間関係の発展が社会的活動の基盤であり，アクティブ・ラーニングにおいては学級づくりが重要となるゆえんである。

注1）　数井みゆき・遠藤利彦（2005）『アタッチメント　生涯にわたる絆』ミネルヴァ書房．を参照。

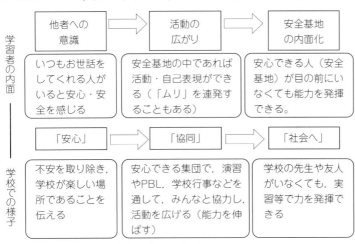

図9.3　安心感から社会的活動への広がり

(2) 「安心」をベースに学級を組織する

こうした考え方をもとにして学級づくりを進めるならば、4月に新しい学生が入学したときに、まず行うべきことは、これから毎日学ぶことになる学校や学級を「安全・安心」な場所であると思わせることである。とかく学校という場所は、教員が学生を指導し、最終的には単位を認定する「権限」をもっているので、教員が威圧的にふるまっているつもりはなくても、一種の「権力関係」が生じやすい[注2]。

それでは、学習する上で安心を感じる学級とは、どのようなものだろうか。まず、人が安心を感じるのは、困っているときに「どうしたの?」と声をかけてくれる人がいることではないだろうか[注3]。たとえば、友だちを誘うことが苦手な学生が、入学後、数日経っても一人でぽつんと昼食をとっているのを見かけたときに、教員が面倒見の良さそうなクラスメートに「○○さんがいつも一人で食べているから、声をかけて誘ってくれないかなぁ?」と働きかけるなど、同級生どうしを「つなぐ」ことも学級担任の役割である。

また、同級生のつながりばかりでなく、先輩とのつながりをつくることも安心感を生む一つとなる。たとえば、最初の実習を終えた2年生が、新入生に「実習までに学んでおくこと」を話す機会を設けるなどが考えられる。実習は大変だと聞かされている新入生が、実習の様子を一学年上の先輩から聞くことができれば、具体的なイメージもつことができ、安心感は高まるだろう。

もちろん、教員自身も「不安なことがあれば話を聞く」という姿勢を学生に示すことが重要である。特に入学当初、不安を強く抱いている学生に対しては、「看護師になるまで私たちはあなたたちを支え続ける」というメッセージを学生にわかるように伝えることも重要なことである。

以上のように、学校に入学してきた直後の学生指導は、不安を感じている学生に対して、同級生、先輩、教員といった「人とのつながり」を形成することを主眼にして進めることが重要である。

(3) 「協同」を支える集団のルールと帰属意識

安心感の重要性は、初期の授業でも同じである。たとえば、ある授業で「○○さんはどう思いますか?」と尋ねたとする。このとき、学生は何となく答えがわかっていたとしても、みんなの前でその答えを言うことに抵抗があり、黙ってしまうということはあるだろう。このとき、教員が「わ

注2) 「アカデミック・ハラスメント」はこのような関係のなかで生じるものである。ただし、「タメ口」などのような完全に学生目線で話をすることが大切だと述べているわけではない。

注3) 乳児は不快を感じたときに「泣く」ことしかできないが、その状況を見た養育者が適切に応答する(ミルクをあげる/おむつを取り替えるなど)ことで、心理的な安全基地が形成されるというのがアタッチメント理論の基本である。

かっているなら，ちゃんと発言しなさい！」と叱責をしたら，この学生はますます人前で発言することができなくなってしまうだろう[注4]。

そのため，教員は指名をして答えさせる場合にも，授業を行っているクラス全体に対して，（それとなく）指名や発言のルールを全体に示すことが大切である。具体的には，次のような点を授業で指名する際に学生に伝えることが大切である。

● 人が発言しているときは，傾聴すること。
● 発言は基本的に否定せず受け止めるので，間違っていても良いから恥ずかしがらずに発言してほしい。
● 人と違う意見をもっていたら，それを積極的に発言してほしい。いろいろな意見が交流できたほうが学習は深まる。

これらはいわば「当たり前」のルールであるが，こうした発言の基本ルールが示されると，学生は安心して学べるようになる。そして，こうした安心感のある雰囲気がクラスに出来上がれば，誰かの発言を聞いて，良いと思ったところを積極的に取り入れてみようとすることだろう。また，自分の発言がまわりから受け入れられ，学習の発展・深化に貢献できたと実感できれば，他者と違う意見も活発に出せるようになると考える。

以上のような雰囲気の中で学習すると，「みんなで学んだ」という実感がもてるようになる。こうした経験は，集団の帰属意識を育てることにもつながる[注5]。すなわち，「この集団の中では自分をさらけだしても大丈夫だ」という安心感の中で，人の意見を取り入れ，自らの意見を表明し，集団が協同的な学習へと発展していくのである。そして，わからないときに「わからない」とか，「少し考える時間をください」，「グループで考えてもいいですか？」と言えるようになってくる。このように，集団を形成すると，単に記憶する学習から抜け出し，他者の意見に耳を傾ける中で，それまで考えることのなかった深い思考へと発展する。こうした集団形成がアクティブ・ラーニングを支える学級づくりである。

---

(4) 安心感をベースに実践を共有する関係を築く

筆者は，病院で新人看護師を指導する先輩看護師に向けて教育の方法を話すことがある。そうした研修会では，次のように質問されることがある。

新人看護師に不安なことはない？　と聞いても，『大丈夫です』という言葉が返ってくるが，実はわからないことはたくさんあって，それを聞くことができていない。どうすれば，自分で聞いて，解決する力を付けることができるでしょうか？

注4) 教員が質問をしたときに，良く考えもせずに「わかりません」とすぐに応答する学生の中には，高等学校までの教育経験において人前で意見を言って笑われたなど，嫌な経験をしている人もいる。そうした学生は，「わかりません」と言うことで，発言して笑われることから自分を防衛していると考えられる。

注5) 吉本は，こうした集団づくりを「学級が自己教育力を備えた集団として自立していく過程」であると指摘している。詳しくは，吉本均（1986）『授業をつくる教授学キーワード』明治図書, pp. 60-63. を参照した。

こうした新人看護師に対しては，「こういうふうに質問をさせる」とか，「こんなときには先輩に聞きなさい」というように具体的に指導をしても，本質的な解決には至らないことが多いですよと返答することが多い。それは，安心感がない中で，そうした質問のスキルだけを教えてしまったら，「教わった質問の仕方以外は質問できない」ということになり，問題がより深刻化することがあるからである。

　それでは，適切なタイミングを見計らって，先輩に質問でき，それをヒントにして自分の力で解決することができる看護師に育てるにはどうしたらよいだろうか。本章のテーマである学級づくりのノウハウから考えると，「この人に質問すればきっと返答してくれる」という確信をもてるように関係を築く努力をすることが大切であると考える。

　そして，こうした関係を築けるようになると，どのように実践したらよいかわからなくなったときに，先輩と語り合うことができるようになる。さらには，先輩と語り合った新人が先輩看護師となり，新人を育てる立場になったときには，「自分の経験を語ってみよう」と思うだろう。このようにして，看護技術が継承されていくことが，質の高い看護を提供し続けることを可能にするのだと考える。

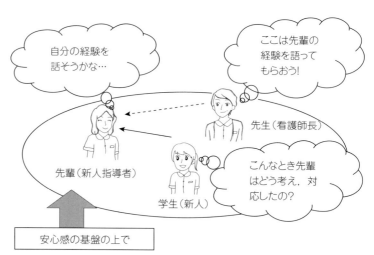

図9.4　安心感の上で小さなコミュニティを形成し話し合う

コラム　心理的に不安定な学生に対する指導

　多くの教員が学級づくりを意識し，授業に楽しく参加できる配慮をしていけば，多くの学生は心理的な安心感（安全基地）をもって学校に通うことができるようになるだろう。しかし，学生の中には，教員がかなり配慮や工夫をしても，心理的に不安定になってしまう人がいる。

　こうした学生は，学校内部に不安要素があるだけでなく，家族や生育歴，あるいは発達障害等の本人の障害が関係していることもある。たとえば，過去に学校でいじめに遭った経験がある学生などは，同級生から少し批判されると心理的に不安定になったりすることがある。また，親が自分の存在をあまり認めてくれなかった学生などは，授業や実習に対していつでも一生懸命であるが，そうした中で失敗しそうになると過度に不安を抱き，細かいところまでどうしたらよいかとしつこく聞いてきたりする。

　一方，発達障害が疑われる学生は，グループワークの際に活動の中で自分の役割を「何となく見つける」ことが苦手であるので，「何もしない」まま周りの人の活動を見ているだけになってしまうことがある。そうした学習が続くと，本人はその授業にどのように参加して良いかわからなくなり，その授業が近づくと気持ちが不安定になってくる。

　このように，心理的に不安定になる要因は，学校の雰囲気や教え方によるものだけではない。基本的には学校以外の要因で心理的に不安定になっている学生に対しては，授業中に「それで大丈夫」という声かけをするなど，授業の中で個別的に配慮することが必要であったり，個別相談が必要であったりする。

　本章で取り上げてきた「安心感」をキーワードにするならば，心理的に不安定な学生ほど，学校や教員に対する基本的信頼感を基盤にすることが必要である。ただし，心理的に不安定な学生は，不安のスイッチがさまざまなところに隠れている可能性があるので，まずは不安が生じる過程を把握し，その対応方法を学生と話し合うことが重要である。このなかには，個別的な事情を聞き出すことも含まれるので，学校や教員はプライバシーに配慮しながら，個別的に相談に乗り，「あなたを支える」という姿勢を見せることが重要である。

第10章
社会性を育てる学生指導とキャリア形成

1 社会人としてのマナーや態度を育てる
2 「模範」を示して「雰囲気」を醸成する
3 学生を「叱る」ときに留意すること
4 辛くなったときの自分との向き合い方を指導する
5 学生指導を通して看護教員が成長する

1 社会人としてのマナーや態度を育てる

(1) 「常識」の違いに注目する

　看護学校の教員から次のような話を聞いたことがある。誰かが食べた昼食のゴミがゴミ箱からあふれて教室に散らかっている様子をみて，教員が「教室に落ちているゴミはちゃんと拾って，ゴミ箱がいっぱいだったら捨ててきなさい」と指導した。このとき，学生からは，「それは私の落としたゴミではありません」という言葉が返ってきたという。

　もちろん，この学生の言っていることは間違っていないし，基本的には散らかした人がゴミを捨てるべきである。しかし，このとき声をかけた教員は，「この学生はゴミが散乱している教室で勉強をすることに不快感はないのだろうか」という疑問をもったという。今回のエピソードでは，この点について学生と話し込んだわけではないので，学生の本当の気持ちはわからない。しかし，このエピソードは，学生を指導していると教員がいわば「常識」としてとらえてきたことが通用しないことがふえてきたことを象徴する例であると考える。

　小・中学校や高等学校の生徒指導の現場でも，こうした問題は頻繁に起こっている。小学生に対しては，基本的に日直や掃除当番といった「係」を決めて，ゴミ箱があふれる前に捨てるという習慣を付ける指導を行っているので，ゴミが散らかっている教室というのはあまりないが，中学生や高校生になると，ときどきこうしたごみ問題は発生する。

　このとき，大まかに以下のような指導（の方向性）が考えられる。

> ① 先生が率先してゴミを捨て，その姿を生徒に見せることで，生徒自身が自分たちでゴミを捨てないといけないという意識になるのを待つ。
> ② ゴミを自分たちで捨てようと生徒自身が動くまで教員は黙っている。
> ③ ゴミ箱から物があふれて教室に散乱している現状を話した上で，「教室に落ちている物は教員のほうで捨てさせてもらう」というルールを作り，物を自分たちで管理するという意識を育てる。

　それでは，どの方向で指導を展開することが中学生や高校生にもっとも効果があると考えられるだろうか[注1]。これは，クラスの中に「秩序」や「規律」を生み出すにはどのような指導が必要であるかを考えることでもある。

注1) 生徒指導では，一律に「この方法が良い」と決めることはしないことが多い。指導対象者の特徴や，指導が必要な課題の深刻度，指導者側の価値観や指導体制などを総合的に判断し，もっとも効果的な指導はどういう方法かを考えることが生徒指導の基本である。

(2) 「秩序」や「規律」はどのようにして育つのか？

前ページ①〜③の指導は，指導者がどこまで学生を「管理」するかを考えることでもある。すなわち，①のような対応で学生が気づくのであれば，ごみ問題で教員が厳しく指導しなければならない状況にはなっていないと考えられる。つまり，①の指導は，クラスの学生を信じることを前提としたものであり，このクラスにはあまり効果がない可能性がある。

一方で，②のように対応すれば，さすがに誰かがゴミを捨てようとするだろうが，その間のクラスの「衛生」は保たれるのかという別の問題が発生する。また，③のように物を強制的に回収するような方法では，私物を取り上げることにもなりかねず，そこまでの権限が教員にあるのかという倫理的な問題が浮上する。

このように，生徒指導は，どれが正しいということは一律には言えないことが多い。このとき，教育方法学では，クラスの「秩序」や「規律」に関して次のように考えられてきた[注2]。

注2) 吉本均『授業をつくる教授学キーワード』明治図書より。

> 外から直接的な管理や規制によって秩序が保たれたとしても，子どもたちの学習は受け身になりやすく，また，外からの管理・規制がなくなるとともに無秩序・無規律にもどってしまう。

つまり，最終的には①のような「意識」を育てなければならないが，②のように「少し様子をみて」，（衛生上の問題が生じない範囲で）適切なタイミングで声をかけ，話しあいながらルールを決め（③のような強制的なものではなく），規律が生まれることを期待する。このように，いくつかの方法を出したり，引っ込めたりしながら，「秩序」や「規律」というものは形成されていくと考えられる。

ここではゴミ問題を取り上げたが，他の問題も同様に考えられる。たとえば，「チャイムが鳴ったら席に着く」とか，「人が話をしているときにはスマホはいじらない」など，「当たり前」と思われる社会的マナーでもていねいに関わることで，教員の姿勢が学生に伝わり，それがいずれ学校の校風（雰囲気）を形成するようになるのである。

言い換えると，「ここまでは良い」とか，「ここからはダメ」という線引きを明示して，ルールに従わせるのではなく，集団の中にルールや規律を自然とつくりあげていく努力の中で，学習集団は形成されるということである。これは，この学校に入学したら，何となくこうしなければならないという暗黙のルールを感じられるように，教員や先輩がふるまうことが大切であるということである。

2　「模範」を示して「雰囲気」を醸成する

(1)　間接的に「模範」を示す指導方法

　「模範を示す」という言葉があるように，学習者に対して「模範」となる態度を示すことが指導者の役割であるという考え方は一般的であろう。看護学校においても服装や言葉遣い，あるいは健康に留意した生活習慣を送っている様子など，教員が学生の模範となるように行動することは大切なことである。

　ただし，現代の学生は「背中を見て育つ」ということがあまり通用しないという印象をもっている教員も多いのではないだろうか。すなわち，「背中のどこを見ればよいのか」を具体的に指し示すように指導しなければ，何をどう実践していけばよいかが理解できない学生も多くなっていると思われる。

　教育方法学では，こうした指導のことを「指さし」行為と呼んでいる。たとえば，とてもていねいな言葉遣いを普段からしている学生がいる場合には，「そういえば，〜さんの言葉遣いがとてもていねいで，来校された人からとても評判がよかったよ」というようにほめるといったことが「指さし」に該当する。こうした「指さし」は，授業などの公式の場で紹介するだけではなく，休み時間に他の学生と立ち話をしているようなときに行ったほうが効果的な場合もある。

　このように，教員がそれとなく「指さし」をしておくと，その話を聞いた学生は，言葉遣いがていねいだと評価された学生の話し方に目を向けるようになる。そして，その学生の話し方の中で，すぐに真似できるところは自然と取り込んでいくようになる。このように，社会性というものは，授業などで先生が「模範」を示し，その通りに練習するというものばかりでなく，それとなく「指さし」をして，周囲の学生が自然と自分の中に取り入れるというように，少しずつ醸成されるものである。

　大学や専門学校など，青年期の学生に社会性を育てていくのであれば，教員による直接的な指導には限界がある。そのため，それとなく「指さし」をするといった間接的な関わりを通して，「ていねいな言葉」が充満するような学校づくり（学校全体の雰囲気づくり）を教職員全員で取り組むことが重要である。

(2) 日常的なコミュニケーションを大切にする

　こうした「指さし」行為はさまざまなところで，意図的に展開することができる。たとえば，学生に連絡を取りたいときに，「私のほうから伝えておきましょうか？」というように連絡役を引き受けてくれる学生がいたとする。こうした学生に「いつもありがとう。助かるわ」と一声かけるだけで，ほんの少しかもしれないが，学校や教員に協力しようとする雰囲気が生まれてくるだろう。

　また，提出したノートに「きれいな字ですね。これなら患者さんにもわかりやすい！」などとコメントをするだけで，「字をていねいに書く」ことが大切であるということが伝わるだろう。こうしたノートに残る記述は他の学生が見る可能性もあるので，そうした波及効果も意識して，積極的に行うと良い[注1]。

　以上のような「指さし」を意図的に，毎日のように行っていくと，学校やクラスで見せる学生の行動が，先生の指さしている行為にどんどん近づいていくものである。そして，学校全体が良い行動であふれている雰囲気をつくることができれば，教員が口うるさくルールやマナーを言わなくても自然と「社会性」のある集団に成長していくだろう。つまり，規範や秩序は，偉い教授が学生に「教え授ける」というものではなく，教員が学生の輪の中に入り込み，それとなく形成していくものである。

　これは，高等教育機関の教員であっても同じである。そのため，学級づくりや学校づくりには学生との日常的なコミュニケーションが欠かせない。もちろん，学生と同じ目線で毎日ただおしゃべりをすればよいということではないが，頻繁に話をするということは意味のあることである。学生指導をする教員は，ほめてあげられるところはないか，逆に看護師になるために必要なちょっとしたことを話してあげられないかなど，「指さし」をする機会を常にうかがいながら学生と関わることが重要であると考える[注2]。

　もし，褒めるところが見つからないのであれば，教員である自分たちより，学生のほうが明らかに知っていることは何かと考えればよい。今，人気のアイドルに関する情報や，ファッションに関することは青年期の学生のほうが情報をたくさんもっているということは誰もが認めることだろう。こうした情報は高校生が入院してきたときなどに大いに活用できるものであると考えれば，ほめるチャンスも生まれる。

　以上のように，医療の最新情報は教員が教えるが，生活・文化に関することは学生から学ぶ。こうした指導姿勢を示すことが，社会性を育てる集団づくりの基本であると考える。

注1) 小・中学校で学級新聞や学校だよりを頻繁に出しているのは，こうした効果を意識していることが多い。

注2) 近年，民間企業などでも社員間でほめるということを重視し，社員の良かったところを伝えるノルマを課している会社もある。

3　学生を「叱る」ときに留意すること

(1)　「怒る」ことと「叱る」ことは違う

　もちろん，学生指導の中には「厳しく叱る」ということがあってもよい[注1]が，「怒る」ことと「叱る」ことは区別してとらえる必要がある。すなわち，「怒る」という行為は指導者の感情を相手にぶつけることであるが，「叱る」ということは，その人の成長を願ってあえて指摘するというものである。

　つまり，「叱る」という行為のほうが「怒る」ことよりも相手を意識した行為である。もちろん，指導者も人間であるので「怒る」こともあるだろうが，それをどこまで意識的な関わりに変えることができるかが指導者に問われているのだと考える。

　具体的には，指導を受けている学生が「この人は自分のことを思って言ってくれているんだ」ととらえれば，それは「叱られている」と感じることになる。このように感じてもらうためには，指導者（叱る人）と学習者（叱られる人）が情緒的に「つながっている（関係が築けている）」ことが前提である。つまり，「この先生は普段はとても自分のことを良く言ってくれるのに，今日は叱られた。だからこれは，よっぽど気をつけなければならないことなんだ」と学生が思うように，普段から学生と良い人間関係を築いておくことが大切である（人間関係と集団形成については第9章参照）。

　一方，怒られていると感じている人は，「この人は自分のことをダメな人間だと言っている」ととらえている。もちろん，両者を明確に線引きすることはできず，「最初はつい怒ってしまったけど，途中から冷静になって『叱る』ように切り替えた」などということもあるだろう。

　以上のように，指導で大切なことは，看護学生が「叱られている」と感じられるように，言い方などを配慮したり，工夫しようとしているかどうかである。感情的に怒るだけで，どのような言葉を投げかけたのかを覚えていないというような指導は論外としても，「叱り方」について指導者はこれまで以上に意識的であるべきである。たとえ，学生に非があったとしても，指導者は学習者よりも強い権力をもっているという自覚をもって，学生に投げかける言葉は精選することが求められる[注2]。

注1)　ときどき，「どのように叱ると良いですか？」という質問を受けるが，こうした質問に対しては，「叱り方」ではなく，叱ったことがどのくらい学生の心に響いたかに注目してほしいと答えている。

注2)　アカデミック・ハラスメントの中には「言葉による暴力」というものもあるので，注意が必要である。

(2) 人格を否定せず，行為の改善を迫る

　それでは，相手の尊厳を大切にしながら「叱る」方法について，具体的に考えてみよう。叱り方の基本原則は，「人格を否定するのではなく，行動の改善を迫る」ということである。

　たとえば，何度言っても理解できず，いつも同じところでミスをする学生がいたとする。こうした学生に対して，「何度言ったらわかるの！」「あなたは本当にダメね」というように，「できない」ということだけを強調して伝えることは，教育的指導とは言えない。そうではなく，仮に強い口調で指導するのだとしても，具体的にどこをどのように改善すべきであるのかをしっかりと伝えることが重要である。

　学生によっては強い口調で指導すると，それだけで精神的に大きなダメージを受けてしまい，具体的な指導が入りにくくなる人もいる。そうしたナイーブなタイプの学生には，「決して人格を否定しているわけではない」ということをわかるように指導することも必要になる。具体的には，「日常生活だったらそれでも良いのだけど……」というようにフォローしたり，「人によってはそのやり方だと認めてもらえないかも……」と全否定しない言い方をすることが必要な学生もいる[注3]。

　一方，あまりフォローする言葉をたくさん含めて伝えると，深刻にとらえた方が良いことでも「それほど悪いわけではないのかな……？」と勘違いする学生も出てくる。こうした学生に対しては，人格を否定せず，「このままではまずい」と思ってもらえるように迫る言い方となるように工夫することが必要となる。つまり，強い口調で言わなくても，「叱られている」ということがわかる言い方を考えなければならないのである。

　たとえば，「あなたのために言うけどね……」というような言い方をしたらどのように感じるだろうか。「日常生活だったらそれでも良いのだけど……」とフォローするときよりも，心に突き刺さる言い方であるが，「あなたのためにあえて言っている」と明言しているので，人格を否定したことにはならない。あるいは，「患者さんはそういう人に看護してもらいたくないと思うよ……」という言い方だったらどうだろう。この言い方も，「人によっては認めてもらえない……」という言い方よりも少し厳しい言い方になる。しかし，患者の言葉を代弁するように言っているので，教員が学生の人格を否定しているわけではないことが伝わるだろう。このように，行動の改善を迫るための「叱り方」のレパートリーをいくつか用意し，学生によって使い分けることが重要である。

注3）ナイーブなタイプは，自信のない人が多いので，ダメなことを強く指摘する前に，「良いところもある（良いと思う人もいる）」ということを挟まないと結果的に思考停止に陥ってしまう。こうした学生は感受性が強く，他人が強く叱責されているだけでも精神的にダメージを受ける場合がある。こうした学生のいるクラスでは，普段からクラスの雰囲気に気を配り，楽しい学級経営をすることが大切である。

（3） 学生指導は学生に対する評価活動である

「指さし」による教授行為も，「叱る」という行為も，結局のところ学生に対する評価を伝えていることになる。教育方法学では，こうした評価行為のことを「値うちづけ」と呼んでいる[注4]。

注4） 吉本均（1986）『授業をつくる教授学キーワード』明治図書. p. 72参照。

つまり，人格を否定してしまう行為を繰り返している教員は，その学生に対して「値うち」がまったくないということを相手に伝えていることになり，看護師になろうとしていること自体を否定していることになる。本来，教員が行うべきことは，「個人の頑張り」を認めながら，「看護師としての基準」をクリアできるように指導することである。「人格を否定せず，行為の改善を迫る」という指導の原則は，こうした評価論と一致するものである。

学生指導は「学生を値うちづけする」評価活動であると考えると，教員に求められることは，学生を「値打ちづけ」するだけの「まなざし」をもつことである。たとえば，学生の何気ないしぐさやつぶやきが，看護師としてどのような価値があるのかを拾い上げたり，何度やってもうまくいかない学生に対して，プロの看護師とどこが異なり，どのように改善するべきかをわかりやすく語ることができる力が求められている。

すなわち，職人集団の棟梁であれば，「私のやり方を見て真似しなさい」という指導で良いが，看護教員という専門家として仕事をしている以上，どこを見て，どのように真似すれば良いかを語ることができなければならない。これは，まさに「職人の眼」をもち，「専門家としての言葉」を使って価値を学生に伝えることが教員に求められているということである（図10.1参照）。

このため，教員の「研さん」は欠かせない。すなわち，日進月歩の専門的知識や技術をアップデートすることだけでなく，職人技について学生にわかりやすく伝える言葉（表現方法）を探し続けることが看護教員に求められていると考える。

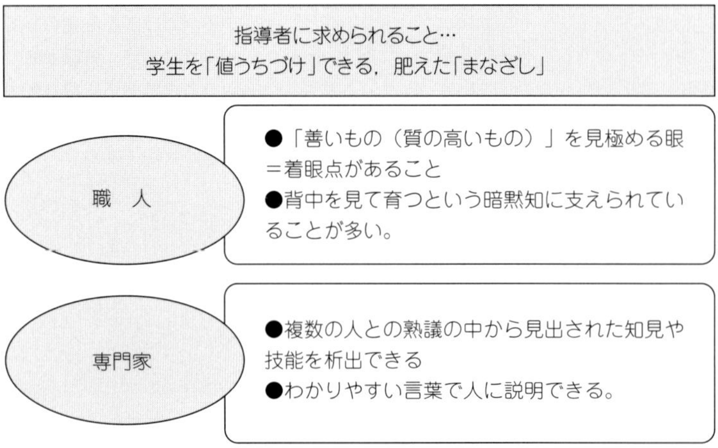

指導者に求められること…
学生を「値うちづけ」できる，肥えた「まなざし」

職　人
- 「善いもの（質の高いもの）」を見極める眼＝着眼点があること
- 背中を見て育つという暗黙知に支えられていることが多い。

専門家
- 複数の人との熟議の中から見出された知見や技能を析出できる
- わかりやすい言葉で人に説明できる。

図10.1　生徒指導に必要な指導者の力量

4 辛くなったときの自分との向き合い方を指導する

(1) 自分の仕事やキャリアを意味づける力を育てる

　病院で新人看護師を指導するスタッフの方と話をしていると，それほど追い込んでいるわけではないのに，「もうダメだ……」と思ってしまう新人が最近，とても多くなっているという話をよく聞く。このことは大学生や専門学校の学生への指導でも同じで，勉強しなければならないことはわかっていても，「自分はダメだ」と勝手に思い込み，学習に向かえない学生が増えていると筆者は感じている。

　看護師や小・中学校の教員といった「人を相手にする専門職」は，明確なゴールを設定することが難しく，どこまで頑張れば良いかということがあいまいな職業である。こうした仕事についている人は，「終わりなき仕事」や「どこまでも深く続く学習」に圧倒され，自分を見失ってしまうことが多い。こうしたことから，これらの職種は，自分のメンタルヘルスを保つことが重要となる。

　言い換えると，「終わりなき仕事」「終わりなき課題」に直面しやすい職種の人は，自分はここまでできるようになったとか，この点は確かなものになってきたというように，自分の成長を確かめられる「道しるべ」を立てながら仕事をしていくことが重要である。たとえば，小・中学校の教員であれば，自分が受け持ったクラスの子どもたちと卒業後にときどき会い，どのように成長しているのかを見届けることで，「自分が一生懸命教えたことの成果」を心に刻み込んでいる。看護師であれば退院時に患者さんから言われた感謝の言葉を「がんばった証」として心に刻み込み，「落ち込んだときの拠り所」としている人も多いのではないだろうか。

　このように，自分が頑張ってきた仕事や学習の過程で忘れられない思い出を「道しるべ」のように刻印することで，終わりなき仕事を「意味」づけることができるようになる。看護師として働きはじめると，うまくいかなかったことばかりが刻印されてしまうことが多いかもしれないが，看護学生のうちから，「看護師としての誇り」につながる刻印づけの方法を学ぶことで自らのメンタルヘルスを保つ方法を見つけ出していく方法を指導することも看護教員の役割の一つであると考える。

(2) 自分の気持ちをいろいろな角度から見つめさせる学生指導

そもそも，辛くなったときの対処方法まで教えなければならないのだとしたら，やはり最近の学生は弱くなっているのではないか，と思われることだろう。近年の児童心理の分野でも，「我慢する力」とか「レジリエンス[注1]」に関する研究や指導方法がよく採り上げられているが，こうした点から考えても，心理面に配慮した指導が必要な時代となったことは認めざるを得ない。

ただし，心というものは「鍛えれば強くなる」というようなものではない。「我慢する力」に関する研究では，それは「情動調整」の問題であり，普段からの人間関係や遊びの中で育つものであると述べられている[注2]。つまり，現代の若者や子どもたちは，昔の人と比べて「心が弱くなった」のではなく，幼少期からの人間関係が希薄であったり，遊びの集団や内容が変化したことによって，辛くなった自分の気持ちをうまく調整できない人が増えてきたととらえるべきであると考える。

そのため，看護学生に対する指導においても，辛くなったときに，その気持ちをどのように調整していけばよいかを学ばせることが大切になる。たとえば，実習から戻ってきた学生が，病院の実習指導者から厳しい言葉を言われて落ち込んでいたとする。状況を詳しく聞いてみても，実習指導者の言葉は指導者としては当然の指摘をしていたとしても，学生の落ち込み具合を見ると少しフォローしなければ次の実習に向かっていけないと判断したとき，この学生とどのような話をするだろうか。

多くの場合，実習であったことを確認しながら，実習指導者の思いと学生の思いを整理して，次なる実習に向けての課題を明確にするような話し合いをすることだろう。もちろん，こうした「課題の整理」をすることで前向きになる学生もいるが，こうした指導だけでは「落ち込んでいる気持ち」をどうしたらよいのかわからない学生もいる。こうした学生には，落ち込んでいる自分の気持ちと向き合わせ，『まずい，失敗した！』と一方向からとらえるのではなく，多

注1）「resilience」をそのままカタカナ表記した用語。脆弱性の反対の意味で，困難に直面してもそれに打ち勝つ心の強さという意味。

注2）詳しくは，『児童心理』No. 902．2009年10月号の特集「我慢する力を育てる」などを参照。

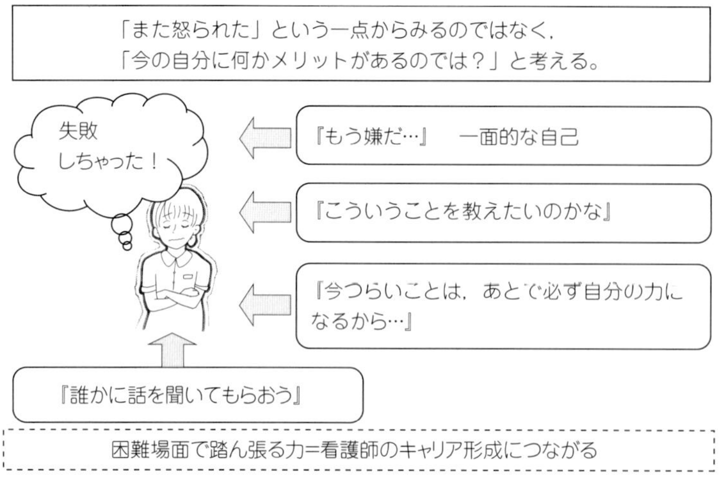

「また怒られた」という一点からみるのではなく，
「今の自分に何かメリットがあるのでは？」と考える。

失敗しちゃった！

← 『もう嫌だ…』 一面的な自己

← 『こういうことを教えたいのかな』

← 『今つらいことは，あとで必ず自分の力になるから…』

↑ 『誰かに話を聞いてもらおう』

困難場面で踏ん張る力＝看護師のキャリア形成につながる

図10.2 ものの見方を変える

面的に振り返る習慣をつけることが重要である（図10.2参照）。

(3) みんなで支えあう集団をつくる

　こうした自分の気持ちをいろいろな角度から見つめさせる学生指導の方法は，個別的に行っても良いが，実習の事後指導の時間などを活用して，グループ（一緒に実習に行った数名）で考えても良い。たとえば，辛くなったときに「友だちに愚痴をこぼす」とか，「休みの日には気分転換をする」など，同期の仲間で「支え合うこと」の大切さを伝えていくことも大切な指導であると考える。

　また，先輩はみんな忙しくしていて結局，質問できずそのままにしていたら，「何で早く相談にこなかったの？」と叱られた，というような場面を取り上げて，同じ実習に行った学生グループで話し合わせてみることもレジリエンスの指導の一つである。ここでは，忙しくしている先輩に嫌がられることなく，「さわやかに」，でも「図々しく」質問をしていく方法などをグループのメンバーで語り合えば，上手くやっている仲間から学ぶことができるだろう。こうした仕事をする上で必要な「要領のよさ」を学習することも重要なことの一つであると考える。

　もちろん，最初は教員が学生の話し合いに入らなければ，どう考えてよいかわからない問題もある。そうした場合には，教員も話し合いのメンバーとして参加し，対等な立場で自分の若かった頃の経験を語っても良いだろう。こうした話し合いを繰り返していくうちに，困ったことを仲間で共有し，解決策を考え，支え合う関係に発展していくのだと考える。

　筆者はこうした仲間づくりこそが現代の若者が苦手とされている「レジリエンス」の指導ではないかと考えている。本書を通して述べてきたアクティブ・ラーニング時代の学生指導は，こうした集団の力を利用して，困難場面で踏ん張れる力を育てることを目指すものである。

5 学生指導を通して看護教員が成長する

(1) 看護師養成の最終的な目標は「医療スタッフの一員となる」こと

　本書では，アクティブ・ラーニング時代の教育方法について，看護学生の指導を例にしながら述べてきた。ここまでの内容で共通していることは，21世紀に求められている実践能力を学生に身につけさせようと思ったら，教員の価値観や指導スタイルを従来のものから大きく変える必要があるということである。すなわち，「教える」のではなく，「気づかせる」とか，「できる・わかる」の根底に「学問的魅力」といった感情的側面があることなど，教える側の視点を切り替えることが必要であると述べてきた。

　このことは，究極的には「教育とは何か？」を考えることに通じるものである。もちろん，教育を通して看護師として必要な「知識」や「技能」を確実に習得させることは不可欠であり，軽視しないというスタンスを本書においても示してきた。しかし，それは単に学校や社会のルールに適応できる人を育てるという「受動的」なものではなく，アクティブ・ラーニングを通して学校や社会の常識を学生自身に再検討させる取り組みへと発展させることが重要であると指摘してきた[注1]。

　これは，教育の目的や方法が「社会適応」ではなく，「自ら主体的に社会の一員になる」ことにあるという意味でもある。つまり，病院で勤務するために必要な知識や技術を教わり，言われた通りに実践する看護師を育てるのではなく，そうした知識や技術を患者や病院のために「より良く活用する」には自分に何ができるのかを常に考えさせ，医療スタッフの一員になるという意識を育てることがアクティブ・ラーニング時代の看護教育に求められているのだと考える。

(2) 学生を変えるために，教員が変わる

　もちろん，看護教員も人間であるので，本書を読んで「変わらなきゃ」と思っても，そう簡単に，すぐに実行できるわけではないかもしれない。看護教員となって，慣れてきたらすぐに新しい時代がやってきたと言われ，授業方法や評価方法のトレンドがすぐに変化し，何を軸に学生指導をして

注1) 教育方法学では，こうした力を「批判的思考力」と呼び，21世紀の学力の一つとして位置づけられている。批判的思考力に関しては，柴田義松（2006）『批判的思考力を育てる　授業と学習集団の実践』日本標準社．などを参照。

いったらよいのかわからなくなることも多くあるだろう。

　こうした流動的な時代に学生を指導する看護教員は，自身の自己研さんにおいてもアクティブ・ラーニングの発想を取り入れ，集団で教育改革に取り組む必要があると筆者は考えている。教育方法というものは，これをしていれば大丈夫というような究極的なものはなく，「答えのない問い」を常に突きつけられていると考えるべきである。

　これは，迷っていることがあるときほど，学ぶチャンスがあるということでもある。つまり，学生がPBLを進めるのと同じように，教員も新しい教育方法を学び，取り入れられそうなところから「まず，やってみよう」という前向きな気持ちで取り組み，「進めながら修正する」というスタンスをもつことが大切である。

　そもそも，授業や学生指導はいつもうまくいくものではなく，むしろ「もっとこう言ってあげればよかった」というような試行錯誤や後悔の連続である。そのため，何度言っても同じミスばかりする学生がいたときには，自分の指導を見つめ直す機会をもらったとポジティブにとらえて，根気強く指導することが必要である

　教員だって人間なので，学生指導をしているときに「イラッ」とすることはある。こうしたときには，「何度言ったらわかるの！」と怒りをぶつけるまえに，指導を変えるきっかけをもらったと思えれば冷静に対処することができるだろう。そもそも，「怒り」というものは「期待の裏返し」であるので，「自分はこの学生に期待していたんだ」と考えることができれば，「あなたに期待しても良いんだよね？」という指導的なかかわりをすることができるようになる。

　筆者はこうした場面では，ひと呼吸おいて，心の中で「今度はそうきたか！」と思うようにしている。このように考えると，言った通りにできない学生が悪いのではなく，言い方をもっと工夫しなかった自分にも非があると思えて，別の言い方を考えることができるようになるからである。

　以上のように，学生に教えるということは，学生から学ぶことである。学生が「できない・わからない」でいるときには，「困った学生」とみるのではなく，「困っている学生」とみること。そして，自分の教え方，話し方を成長させるチャンスであると考えること。人を教えるということは，こうした相互依存的な関係を作り上げていくことであり，特に，アクティブ・ラーニングの時代においては，こうした人間関係の中で学ぶことができる学校づくり，学級づくり，授業づくりが求められているのである。

索引（＊は人名）

A–Z

DVD　41
ICT　41
IT スキル　5
KJ 法　102
OSCE　109
PBL　7, 94
PISA 調査　4
TA　100

ア行

『愛，深き淵より』　25
悪性新生物　104
アクティブ・ラーニング　3
足場　37
足場かけ（scaffolding）　37
アタッチメント理論　131
アート　79
安心感　135
安全・安楽・自立　13, 115
安全基地　131
暗黙知　72
移送技術　14
意欲　122
違和感　55
インシデント　57
インシデント・プロセス　102
インターネット　98
インフォーマル　123
＊ヴィゴツキー（レフ・セミョノヴィチ・ヴィゴツキー）　23
腋窩（えきか）　51
エッセンス　10
エピソード　119
演出　54
応答性　80
教え主義　70
オリエンテーション　127
＊オレム（ドロセア・E・オレム）　11

カ行

解釈　56
ガイダンス　127
回復期　24
外部指導者　101
解剖生理学　10
核家族　24
学習意欲　55
学習科学　18
学習活動　61
学習観　78
学習指導案　23
学生観　23
学生自治会　130
学問的興味　55
学問の知見　57
学力調査　107
臥床患者　115
風邪　77
学級経営　143
学級新聞　141
学級づくり　149
学校づくり　149
活用型学力　3
紙芝居　42
カリキュラム　2
関係性　122
『看護覚え書き』　11
看護観　120
看護教育　57
看護実践能力　57
看護師倫理綱領　13
看護の質　39
看護の統合と実践　96
観察　96
関心　21
机間指導　48
キー・コンピテンシー　4
疑似体験　54
技術　70

技術演習　41
基礎看護学　23, 39, 68, 80
基礎看護学実習　24, 62
帰属意識　133
期待　18
キネステティクス　91
基本知識　60
基本的信頼感　135
客観的臨床能力試験　→OSCE
キャリア　146
吸引　13, 14
急性期看護　24
教育課程　2
教育哲学　55
教科書　56
教材　20
教材開発　20
教材観　23
教室空間　54
協調性　129
協同的な学習　133
興味　22
虚構　20
規律　138
キーワード　68
クイズ　12, 54
空間　122
具体的操作期　105
グループ・ワーク　7, 94
ケア理論　11
傾聴　133
見学　96
言語活動　40
権力関係　132
合意の形成　56
講義　58
高次機能障害　75
構造化　61
口頭試問　109
誤嚥　106, 115
黒板　42

心のバリア　110
コツ　70
国家試験　43, 104
コミュニケーション　23, 38
コミュニケーション能力　38
コミュニティ　134
ゴール・フリー　94
コンピテンシー　4
コンピテンシーの定義と選択
　　（DeSeCo）　4

　　　　　サ行

災害弱者　43
災害時要援護者　43
最近接発達領域　23
採血　37
在宅看護概論　77
座学　89
叱る　142
思考過程　61
試行錯誤　55
自己効力感　26
実験　96
実施指導　101
実習　23
実習指導者　120
実践能力　8
指導観　23
シナプス　51
シナリオ　37
社会人基礎力　5, 7, 24
社会性　6, 129
社会的活動　131
集団活動　78
集団形式　128
授業設計　40
授業づくり　149
宿題　74
熟練教員　75
主体的・能動的　56
障害受容　20
状況的学習論　59
状況に埋め込まれた学習　23
称賛　18, 19
小テスト　60

情動調整　146
小児看護学　61
小児看護学実習　98, 120
食事援助技術　115
食事介助　7
食事の意義　8
職人　144
＊ショーン（ドナルド・アラン・
　　ショーン）　72
シラバス　3
事例　21
事例検討　102
神経伝達物質　51
心疾患　104
心室中隔欠損　19
信頼関係　131
頭痛　13
ストーリー　38
ずれ　23
精神看護学　62
成人看護学　24, 73
精神障がい者　62
生徒指導　128
青年期　61
生命力の消耗　15
咳（せき）　10
接続語　59
絶対評価　111
セルフケア能力　15
全身清拭　90
専門家　144
専門職養成　70
総合的な学習の時間　96
相互作用　26
想像力　56, 73
相対評価　111
卒業論文　94

　　　　　タ行

体位交換　90
体験活動　96
胎児　46
対人関係理論　11
態度　138
ダウン症　19

単元　62
単元計画　40
地域防災計画　45
秩序　138
窒息　106, 115
チーム・ティーチング　101
チーム医療　96
チームワーク　130
チャイム　54
注射　37
チューター　100
チュートリアル教育　100
調査　96
チラ見　58
定期試験　108
ティーチング・アシスタント　→TA
手順書　80
デモンストレーション　83
問い　56
動作法　81
当事者　77
導入　54
同僚性　130
討論　96
特別活動　128
ドラマ　38, 54
ドリル学習　10

　　　　　ナ行

内臓脂肪型肥満　73
＊ナイチンゲール（フローレンス・ナイ
　　チンゲール）　11
ナースコール　65
ナナメの関係　100
2025年問題　51
日常生活援助　14
日常生活の援助技術　80
ニード論　11
乳児　106
乳児期　61
妊産婦　43
値うちづけ　144
ネット検索　98
ネットワーク　59, 105
能動型学修　94

151

能動的 7

ハ行

肺炎 104
排泄援助技術 14
排泄の援助 14
ハイリスク 43
発達障害 135
発達段階 61
発表 96
発問 45
話し合い活動 56
パペット 37
バリアフリー 110
パワーポイント 41
板書 60
反転授業 99
パンフレット 73
汎用的能力 7
＊ピアジェ（ジャン・ピアジェ） 105
東日本大震災 43
筆記試験 108
評価基準 111, 118
評価規準 118
表現力 107
不安 135
フィールド・ワーク 95
深い学び 55
不慮の事故 104
プリント 60
プレゼンテーション 97
プロジェクト 95
プロジェクト・ベース学習（Project Based Learning） →PBL
雰囲気 140
文化祭 128
文脈 20
ペア 89
ベッドメイキング 90
＊ペプロウ（ヒルデガード・E・ペプロウ） 11
＊ヘンダーソン（ヴァージニア・A・ヘンダーソン） 11, 91
防災 45
包帯の巻き方 71
訪問介護 77
ホームルーム 126
保健師助産師看護師法 13
＊星野富弘 22, 25
母性 46
母性看護学 43

マ行

マシーン 79
マナー 138
学び方を学ぶ（Learning about learning） 102
マネジメント 96
慢性期看護 24
メタボリックシンドローム 73
メディア 41
メルティング 87
メンタルヘルス 145
メンバーシップ 96
モチベーション 19
模範 140
問題解決学習（Problem Based Learning） →PBL
問題解決過程 55

ヤ行

ヤマ場 39
ゆさぶり 37
指さし 140
幼児期 37

ラ行

リアリティ 21
リーダーシップ 96
リフレクション 75
流動的 149
理論 70
臨床技術 12
臨床現場 57
ルーブリック 115
＊レイブ（ジーン・レイブ） 59
レジリエンス 146
レポート課題 109
連続ドラマ 38
ロールプレイ 46, 109

ワ行

ワークシート 10, 61
わざ 71

編著者

新井英靖（あらい・ひでやす，茨城大学教育学部）

　1972年生まれ。東京学芸大学大学院教育学研究科を修了後，東京都立久留米養護学校教諭を経て，2000年に茨城大学教育学部講師となる。現在，茨城大学教育学部准教授。博士（教育学）。著書に『英国の学習困難児に対する教育的アプローチに関する研究』（風間書房），『考える看護学生を育む授業づくり』（メヂカルフレンド社），『アクションリサーチでつくるインクルーシブ授業』（ミネルヴァ書房）などがある。

執筆協力者（看護学校の授業紹介）

齋藤秀子（さいとう・ひでこ，相模原看護専門学校）
日髙始子（ひだか・もとこ，相模原看護専門学校）
埜村敦子（のむら・あつこ，相模原看護専門学校）
田中芳雄（たなか・よしお，相模原看護専門学校）

イラスト

正根知愛子（しょうこんち・あいこ，茨城大学教育学部学校教育教員養成課程特別支援教育コース）

　　　　　　　　アクティブ・ラーニング時代の看護教育
　　　　　　　　──積極性と主体性を育てる授業づくり──

2017年4月20日　初版第1刷発行　　　　　　　〈検印省略〉
2018年5月20日　初版第2刷発行
　　　　　　　　　　　　　　　　　　　　　定価はカバーに
　　　　　　　　　　　　　　　　　　　　　表示しています

　　　　　　編著者　　新　井　英　靖
　　　　　　発行者　　杉　田　啓　三
　　　　　　印刷者　　坂　本　喜　杏

　　　　発行所　株式会社　ミネルヴァ書房
　　　　　　〒607-8494 京都市山科区日ノ岡堤谷町1
　　　　　　　　　　電話代表（075）581-5191
　　　　　　　　　　振替口座 01020-0-8076

　　　　©新井英靖ほか，2017　冨山房インターナショナル・清水製本

ISBN 978-4-623-07938-4
Printed in Japan

これからの在宅看護論

島内 節・亀井智子編著　B5判　328頁　本体2800円

●「在宅看護論」のテキスト。訪問看護について，役割，具体的な看護技術，取り巻く制度のしくみや他職種との連携とともに，看取りや災害時の看護などの新しい視点を加えわかりやすく解説する。

1歩前からはじめる 「統計」の読み方・考え方

神林博史著　A5判340頁　本体2200円

●その思い込みは危険です！　常識に囚われて勘違い発言をしたり，成功体験に頼りすぎて，ビジネスチャンスを逃したり。そんな失敗をしないために，これからは「証拠にもとづいた議論」が必要。それを支えるものが統計です。でも，使い方を間違えれば，かえって有害。だから，統計情報を正確に読み，理解し，情報を正しく他者に伝える力を身につけましょう。皆が統計のことをもう少し理解すれば，世の中はもっと良くなるはず！

よくわかる統計学　I　基礎編[第2版]

金子治平・上藤一郎編　B5判　200頁　本体2600円

●記述統計から数理統計までていねいに解説する。原則見開き2頁，または4頁で1つの単元になるよう構成し，直観的に理解できるよう図表も豊富。

質的調査法入門──教育における調査法とケース・スタディ

S・B・メリアム著　堀　薫夫・久保真人・成島美弥訳　四六判440頁　本体4200円

●欧米で定評のある質的調査法の体系的なテキスト。質的調査をケース・スタディ適用に結びつけ，実用的側面に焦点をあてる。調査の企画・デザインから論文執筆までの理論と方法をわかりやすく示す。

———— ミネルヴァ書房 ————

http://www.minervashobo.co.jp/